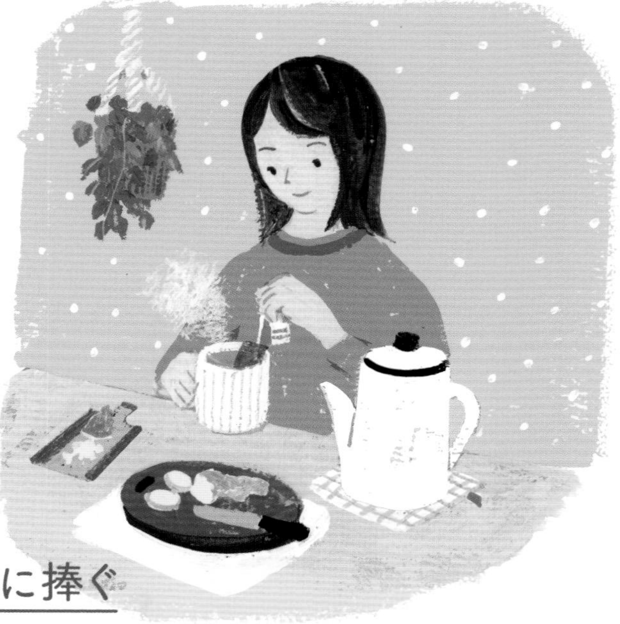

お疲れ女子に捧ぐ

しょうが
レシピ帖

Ginger Recipe Note

はじめに

さわやかな辛みが薬味として活躍するしょうが。
いつもはわき役的な存在ですが、実は体にうれしい効果がたくさんあります。

特に冷え性やホルモンバランスの乱れなど、女性特有の不調を感じているかたには、
強い味方となる食材。もっと主役として積極的に日々の食事に取り入れてみませんか。

しょうがは体を内側から温めるだけでなく、免疫力アップ、消化促進、血液サラサラ効果、
抗炎症作用などがあり、お疲れぎみな女性が抱える悩みを、少しずつやわらげてくれます。

また、いつでも簡単に手に入るうえ、
肉や魚、野菜や豆腐など、いろいろな食材と合わせやすく、
ふだんの食卓に無理なく取り入れられるところもうれしい。

この本は、そんなしょうがの魅力をよく知ってもらい、
毎日作りたくなるレシピをたっぷり詰め込んだ一冊。
頑張る皆さんの助けになれば幸いです。

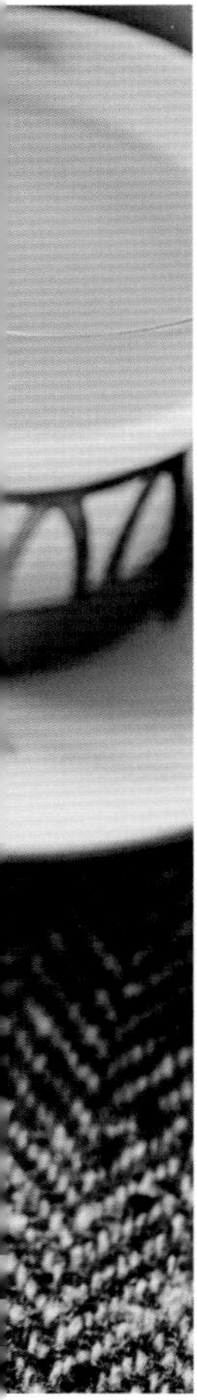

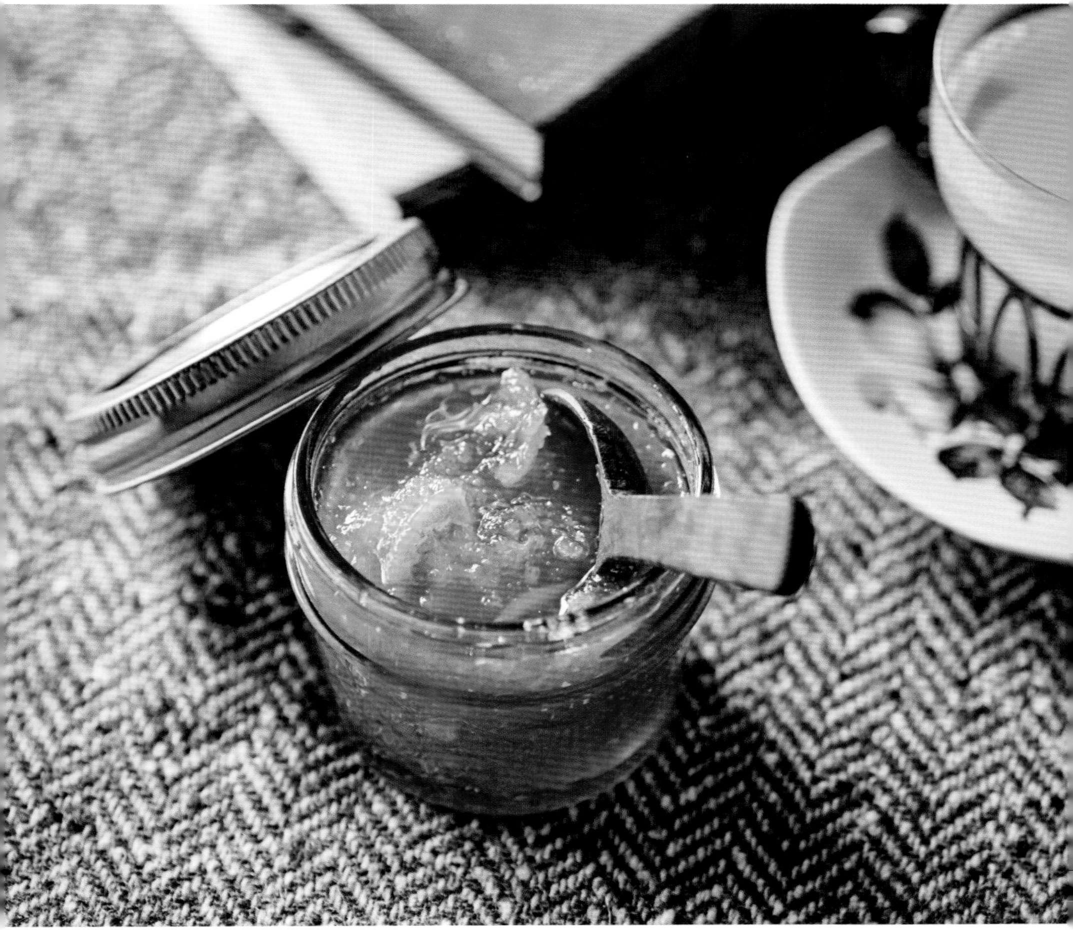

目次

しょうがってすごい

しょうがレシピ

1 ジャム・シロップ

2 作りおき

3 おかず

4 ご飯もの

5 副菜・スープ

この本の表記について

● しょうが1かけは約10g、しょうが1個は約100gです。

● しょうがのすりおろし小さじ1は、約1かけ分が目安です。

● 大さじ1は15mℓ、小さじ1は5mℓ、1カップは200mℓです。

● フライパンは特に記載のない場合、直径26cmのものを使用しています。

● 電子レンジの加熱時間は600Wのものを基準にしています。500Wの場合は1.2倍を、700Wの場合は0.8倍を目安に加熱時間を調整してください。なお、機種によって多少異なる場合があります。

● オーブントースターの加熱時間は1000Wのものを基準にしています。機種によって加熱時間に差が出る場合があるので、様子をみながら加熱し、焦げそうなら途中でアルミホイルをかぶせてください。

しょうがってすごい

しょうがのこと

昔から薬用に重宝されてきたしょうが。
安価で使い方もいろいろ！

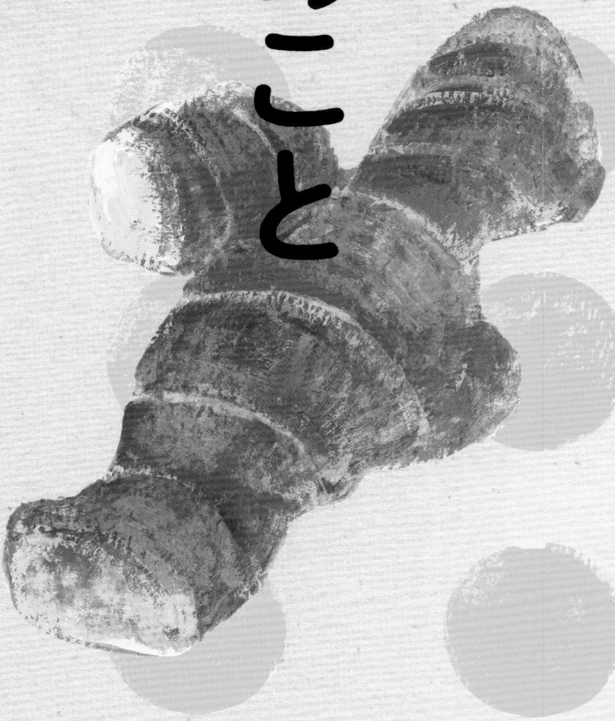

しょうがの健康効果は想像以上にいっぱい！

しょうがはとても身近な香味野菜ですが、あの小さなかたまりの中に、とてつもないパワーを秘めています。

中国の薬膳をはじめ、中世ではフランスの薬酒やイギリスのペスト対策など、古くから世界中で、薬効のあるスパイスやハーブとして珍重されてきました。胃腸の調子を整えて冷えを防ぎ、生理痛やつわりを緩和。ダイエットや心のもやもやにも効果的と、女性にうれしい働きがたくさんあります。さらに、生活習慣病やリウマチ、がんや認知症予防も期待できる、まさにスーパーフードなのです。

しょうがの魅力を深く知り毎日の食生活に役立てて

ほんの少し加えるだけでいつもの料理がぐんと味わい深くなるし、残りものの味変にもお役立ち。一年じゅうスーパーで手に入り、値段が手ごろで扱いも簡単。健康においても食の豊かさにおいても、こんなに頼もしい食材はありません。

選び方や切り方、より効果を引き出す方法や長もちさせる工夫を知って、しょうがのある食生活をいっしょに楽しみましょう。

種類について

» p.12

収穫時期によって主に3種類。おすすめの食べ方についても。

成分や効能について

» p.14

どんな働きがあるのか、どんな症状を改善するのか解説。

選び方について

» p.16

お店でしょうがを選ぶとき、注目するべきポイントは？

切り方について

» p.18

食感や調理法に応じて、4つの切り方を覚えておいて。

加熱と乾燥について

» p.20

しょうがは加熱して水分をとばすと効果がアップ！

保存方法について

» p.22

有効成分を壊さないような保存のしかたをマスター。

体調や病気との関係について

» p.24

食養生に詳しい医師が、しょうがのパワーに迫る！

素朴な疑問は

» p.28

しょうがの黒ずみは食べてもいい？　疑問を解決！

スーパーで手に入るのは主に3つ。
いずれも食べるのは根っこの部分

しょうがの種類

監修／大島菊枝（管理栄養士・料理家）（P12〜23）

春の若いしょうがは生で食べてもおいしい！

しょうがは収穫の時期によって、主に3つの種類があります。

春から初夏にかけて、生育途上の最初に収穫されるのが、長い葉がついたままの『葉しょうが』。みずみずしく辛みも少ないので、白い根の部分をそのまま生で食べます。土から抜くと味わいが変化する特徴があり、収穫直後がもっとも美味。家庭菜園で育てるのもおすすめです。

葉しょうががさらに育って、夏から初秋にかけて収穫されるのが『新しょうが』。いわゆるガリに使われるしょうがです。繊維が柔らかく辛みもマイルドです。

常に手に入るしょうがは香りも栄養も大幅アップ！

新しょうがを収穫後、温度や湿度を管理して2カ月以上貯蔵したものが、一年じゅう見かける『ひねしょうが』です。〝ひね〟とは古いという意味。味や辛み、香りが増し、さまざまな料理に使えます。健康にうれしい成分も凝縮されているので、季節を問わず、ぜひふだんの食卓に活用しましょう。

この本のレシピでは、指定がないかぎりひねしょうがを使います。

主に3種類。料理に合わせて使い分けて

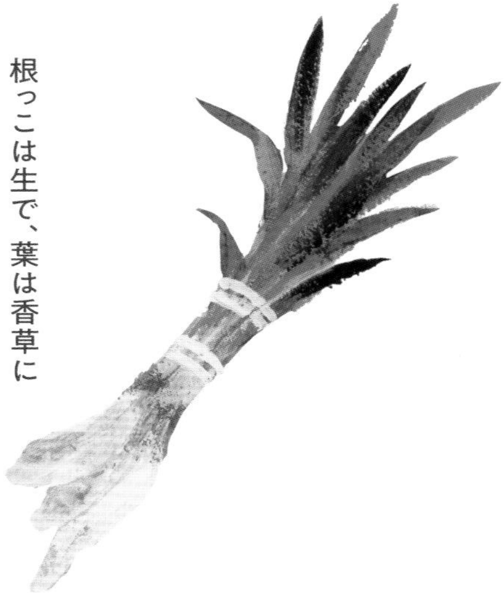

根っこは生で、葉は香草に

葉しょうが

みそをつけてかじるだけでもおいしい。つくねや豚バラ肉を巻きつけて焼いても。葉はグリーンカレーなどエスニック料理の香草として使える。

甘酢漬けや針しょうがに

新しょうが

たっぷり食べたいときにおすすめ。スライスして甘酢漬けにすればガリに。針しょうがにしてトッピングや漬けだれに使うほか、焼き餃子のたねにしても。

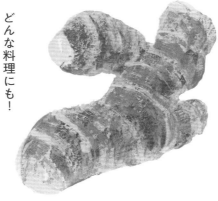

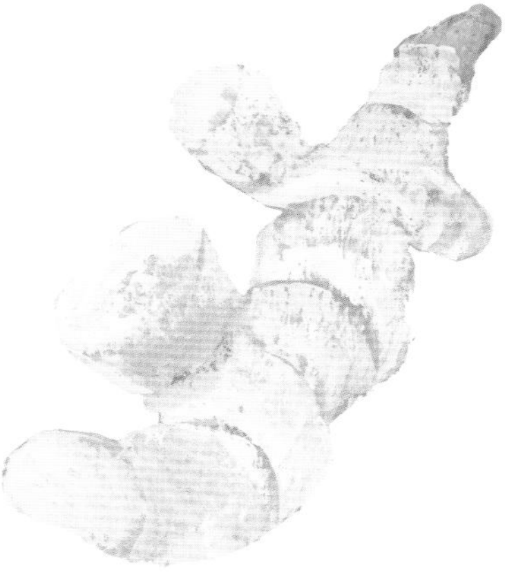

どんな料理にも!

ひねしょうが

ほかのしょうがより皮が厚く、味、辛み、香りが増す。すりおろして豆腐や刺し身の薬味に。しょうが焼きなどの加熱料理や、から揚げの下味にも。

しょうがには生薬のようなパワーあり。
体をしんから温め、胃腸の働きや免疫力がアップ！

しょうがの効能

抗炎症、抗酸化力が高い ファイトケミカルが豊富

しょうがは、ポリフェノールなどのファイトケミカルを豊富に含む香味野菜。あまたある漢方薬の半分以上に、しょうがが配合されているといわれています。

その代表的な成分は、抗炎症作用や抗酸化作用などがあるジンゲロール。しょうがを加熱し乾燥させると、それがショウガオールに変化して働きが強化され、温め効果も高まります。未解明のファイトケミカルもたっぷり含まれていて、それらの相乗効果で、私たちの健康に幅広く役立ちます。

生食と加熱調理とでは 期待できる働きに違いも

生のしょうがは、消化を促したり糖や脂質の代謝を調整したりする効果があります。肉を柔らかくするたんぱく質分解酵素を含み、殺菌作用もあるので、肉や魚の下ごしらえにもおすすめです。

加熱して水分をとばすと、体を温める効果が一気に増加。胃腸など体のしんが温まることで、免疫力も高まります。

毎日の食生活で しょうがを意識しよう！

ジンゲロールは若い葉しょうがや新しょうがよりも、ひねしょうがに多く含まれ、加熱することでショウガオールに変化します。とはいえ、それぞれに味わいや調理法などの魅力があります。何かひとつにこだわるよりも、ふだんからしょうがのある食生活を意識することが大切です。

風邪をひきやすい

体温を高めて免疫力をUPさせる効果があるため、感染症対策にぴったり。短期的にではなく持続的な摂取により効果が期待できます。

太りぎみ

血行を促し体を温めることで基礎代謝がアップ。また、悪玉コレステロールや中性脂肪が体内に吸収されるのを抑えてくれます。

血糖値が高い

ジンゲロールには、インスリンの働きを助けて血糖値の急上昇を抑える働きが。食事の最初に生しょうがを食べるのがおすすめ。

PMS・更年期障害

イライラや憂うつ、頭痛や肩こりといった女性特有の症状には、自律神経が関与。しょうがの血行を促し体を温める働きで症状が軽減。

こんな不調に働きかけます!

体が冷える

しょうがを加熱し脱水することで増えるショウガオールには、体のしんを温める作用が。冷え性改善には、温かい料理やしょうが茶などを。

花粉症

ジンゲロールやショウガオールは、アレルギーを引き起こす抗体の働きを抑制。ヒスタミンの働きを抑え、かゆみや炎症をやわらげる効果が。

血圧が高い

体を温め、血流がスムーズに。その結果、血圧の上昇を防ぐ効果が期待できます。減塩に代わる風味づけにも活躍するので、おいしさもサポート。

つわり・吐き気

胃腸の働きを助けることで、吐き気を抑える効果が。海外ではつわりや子どもの乗り物酔いに効果があったという研究結果も。

しょうがの選び方

スーパーで一年じゅう売られているしょうが。みずみずしく丸みを帯びたものがおすすめ

選び方を覚えて、おいしく栄養価の高いしょうがを！

温度や湿度をしっかり管理して貯蔵されているひねしょうが。一般的に「しょうが」といわれるのは、ひねしょうがをさします。

しょうがは青果店やスーパーでいつでも手に入りますが、少しでもおいしく栄養価が高いものを選びたいもの。見分け方を覚えておきましょう。

丸くつやがあるしょうがが味・食感・効能が高い

まずは、しょうがの形に注目。細いものより、ふっくら丸みを帯びているほうがおすすめです。また、表面の白い筋がはっきりしているものは、香りが豊かです。

次に、表面のつやをチェック。みずみずしくつやがあるものが、しっかり貯蔵管理されたいいしょうがです。皮が乾いてつやがないものは、流通の過程で管理が甘くなっていたのかも。えぐみがあったり、繊維質で口当たりが悪かったりする場合があります。

こぶではなく乾燥してできた木のうろのようなでこぼこは、管理不充分で古くなった証拠。栄養もおいしさもあまり期待できないので、避けたほうがいいでしょう。

しょうがを選ぶときは
ここをチェック！

表面がなめらか

貯蔵管理ができていないと、表面が乾燥してカサカサに。乾燥が進むと、切り口の周囲が盛り上がってゴツゴツしてしまいます。

しっとりしている

適切な温度と湿度で貯蔵できていれば、しょうがの表面はみずみずしくつややかです。しっとりしたしょうがはおいしさも格別。

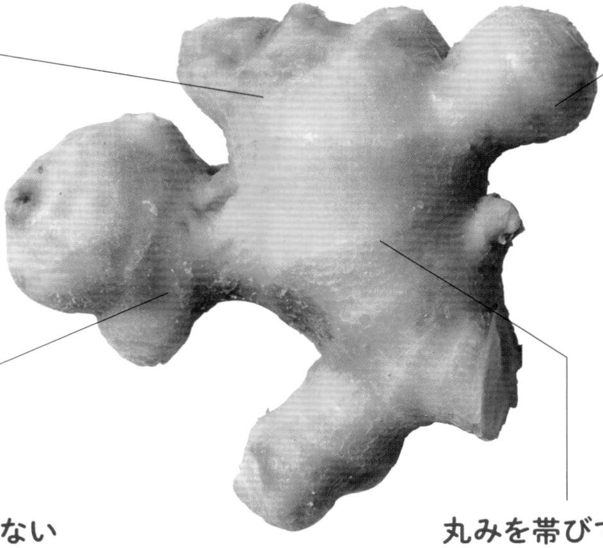

傷やカビがない

切り口から乾燥してしまうので、なるべく切り口や傷が少ないものがベター。白カビにも注意して。

丸みを帯びている

細長いもの、やせているものはおいしさが劣ります。ふっくら丸々とした形のものを選びましょう。こぶの数は気にしなくて大丈夫。

しょうがの「1かけ」って？

レシピに「1かけ」「1片」などと書かれていても、どのくらいの分量をさすのか悩んだことはありませんか？　一般的に「1かけ」は約10g。ちょうど親指の先から第一関節までの大きさが目安です。

繊維の方向を意識して切るのがポイント。食感や辛みの出方が違います

しょうがの切り方

切り方は主に4種類。特徴を知り、使い分けて

しょうがの主な切り方は、すりおろし、みじん切り、せん切り、スライスの4つ。

すりおろしは、風味がきわ立ち辛みも出てきます。細胞を壊すので活性成分が揮発しやすく、でんぷん質が出て焦げやすくなります。食べる直前にすりおろし、生のまま使うのがいいでしょう。

みじん切りは、肉だねなどほかの食材になじませたいときに。食感を残したいなら、せん切りに。繊維にそって切ると、かんだときにしょうがの風味が強く感じられます。

しょうがを具材として楽しみたい場合は、スライスで。繊維を断ち切ると香りが増し、繊維にそって切ると食感がよくなります。

いずれにしても繊維がどの方向に入っているかを見きわめて、食感や辛みの好みに応じて使い分けて。

皮をむくならごく薄く。皮つきのまま使っても

皮のすぐ下に栄養が多いので、皮をむく場合は薄めにむきます。皮つきのまま調理するときはよく洗って水けを拭き、皮の黒い部分や堅いところはスプーンでこそげてから使いましょう。

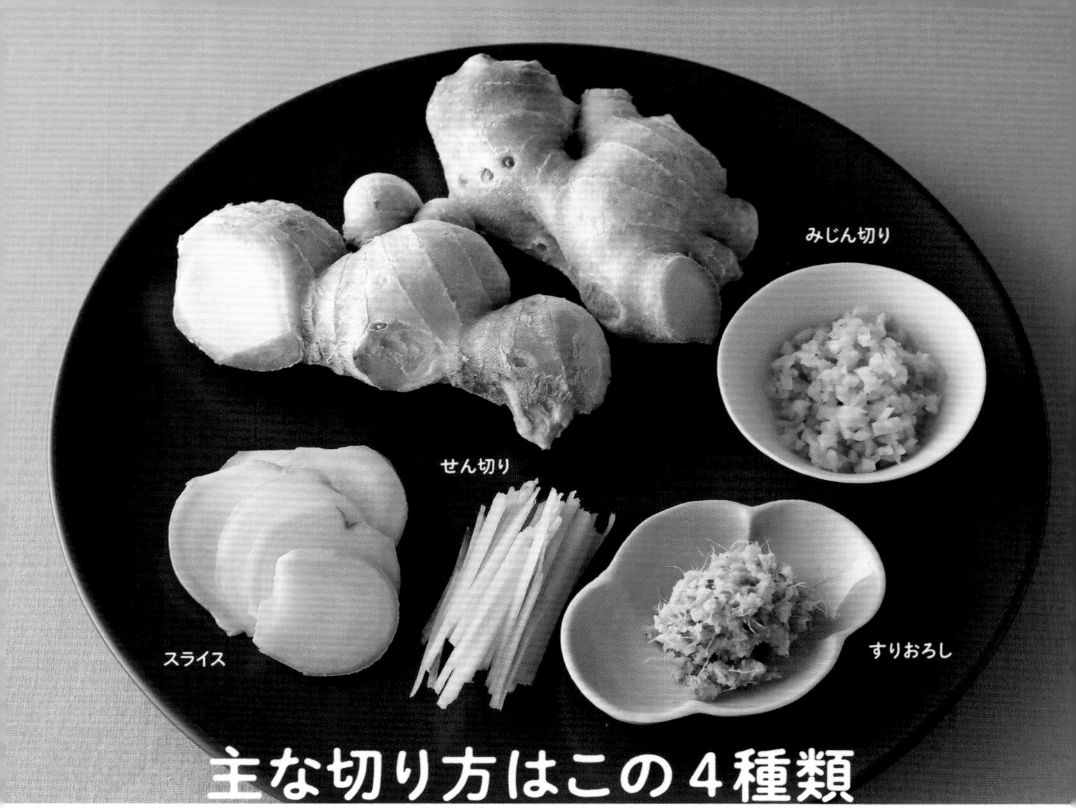

主な切り方はこの４種類

スライス

薄い輪切り。炊き込みご飯や煮込み料理などに入れると、しょうがを具材としても楽しめる。天日干しやチップスを作る場合もスライスで。

せん切り

しょうがの食感や存在感を楽しみたい料理におすすめ。せん切りよりさらに細く切ったものが針しょうが。柔らかな新しょうがを使うことも多い。

すりおろし

しょうがの風味がもっともきわ立つ。時間がたつとジンゲロールが揮発するので、健康効果を期待するならチューブや作りおきより、食べる直前にすりおろして。

みじん切り

炒めものの風味づけや、餃子や肉だんごのたねなど、ほかの具材になじませたいときにおすすめ。なるべく均等な大きさになるように細かく刻んで。

切る方向によって食感が変わる

繊維を断つように切ると、繊維のザラつきが舌に残ったり、辛みが強く出たりします。繊維にそって切ると、包丁も入りやすくおすすめ。繊維は、皮の表面にある白い筋に垂直になる方向に入っています。すりおろす場合は繊維に平行になるようにしょうがを動かすと、辛みが少なくなります。

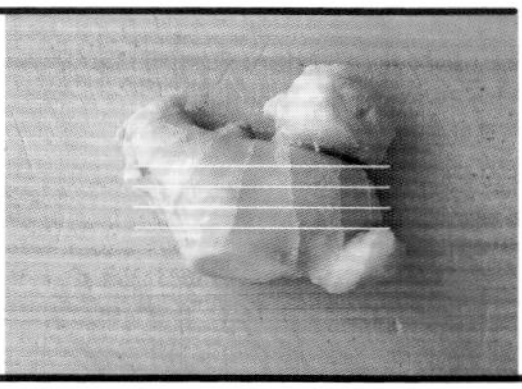

体を温めるショウガオールを増やしたいなら、
加熱してしっかり水分をとばそう！

しょうがの加熱と乾燥

温めるだけでは不充分。カリカリのチップスが目標

　しょうがは加熱して脱水することでショウガオールが増え、抗炎症作用や抗酸化作用が強まります。さらに、体を温める働きが加わり、しょうがの持つヘルス効果がパワーアップします。

　ショウガオールは、加熱や脱水によって増加。パリンと割れて粉々になるチップスのような状態をめざします。

　炒めものなら、最初にじっくり火を通すといいでしょう。オーブンで焼いたり天日干ししたりすれば、しっかりと乾燥させられます。

食べすぎに注意。毎日続けることが最優先

　ショウガオールだけを最大限とりたいなら、ジンジャーパウダーがいちばん有効です。けれど、生のしょうがも健康効果は充分ですし、煮込みやスープなら未知の有効成分もまるごといただけます。加熱乾燥を手間に感じてしょうがから遠ざかるくらいなら、毎日続けやすい方法を優先しましょう。

　また、乾燥したしょうがは、食べすぎると胃がムカムカすることも。一日に小さじ1～2杯が目安です。薬を服用している場合は、医師に相談しましょう。

水分をとばす主な方法は3つ

秋冬がおすすめ

天日干し

スライスしたしょうがを重ならないようにざるに広げ、日当たりや風通しのいい場所で干します。夏は湿気があり失敗しやすいので、乾燥した秋冬がおすすめ。晴天ならだいたい2～3日が目安。包丁で細かく刻み、密閉できるびんなどに入れて保存します。

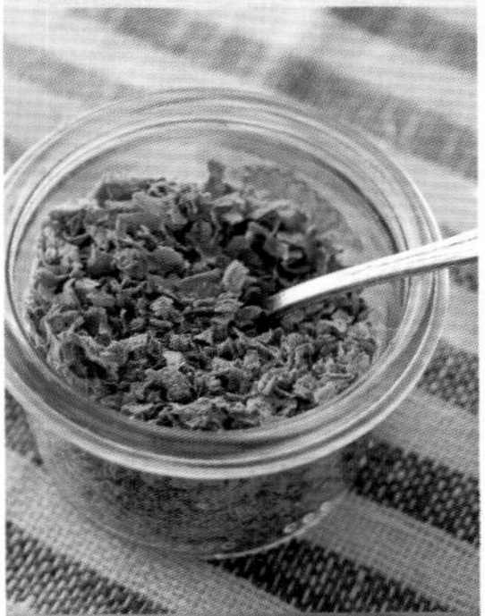

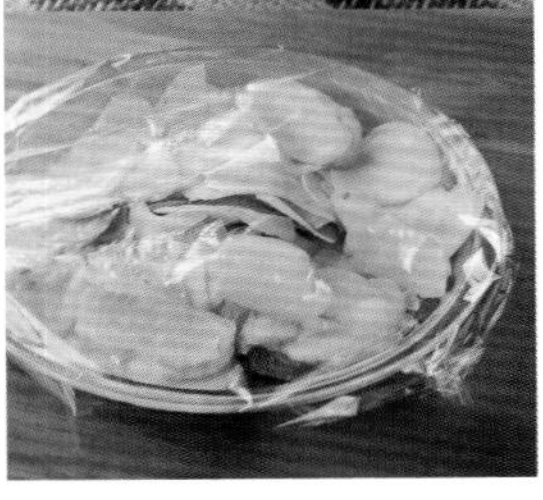

事前に、耐熱皿に広げてラップをし、1～2分ほど電子レンジにかけておくと、天日干しの時短に。

1時間じっくりと

オーブン

しょうがには糖分があり焦げやすいので、低温で時間をかけるのがコツ。スライスしたしょうがを、100～110°Cで1時間くらいが目安です。オーブンは機種によって若干の違いがあるので、焦げないように様子をみながら、カリカリに仕上がるまで温度や時間を加減して。

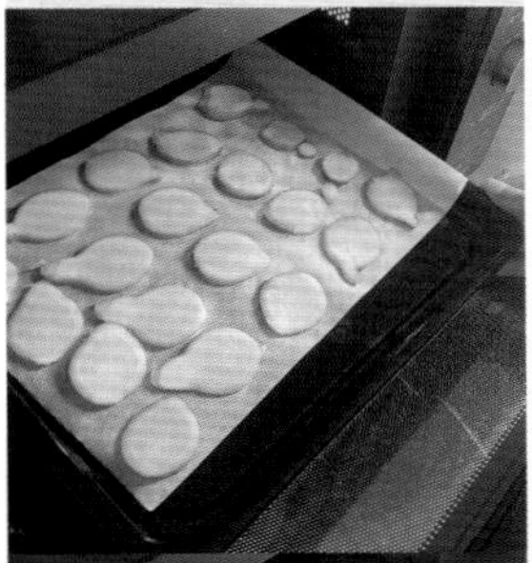

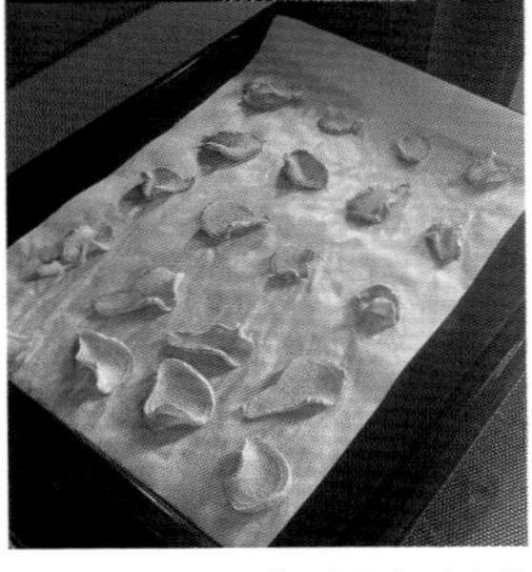

30分ほど焼き上げた後(下)。中心部に水分が残っているので5～10分ごとに様子をみながら追加で焼き上げて。

食感重視なら

炒める

さっと炒めたくらいではショウガオールはあまり増えません。焦げないよう弱火でじっくり火を通し、しょうがの温度を上げて水分をできるだけとばします。食感との兼ね合いもありますが、サラダ油を熱したフライパンで弱火でカリカリになるまで炒めるのがおすすめ。油はねには注意して。

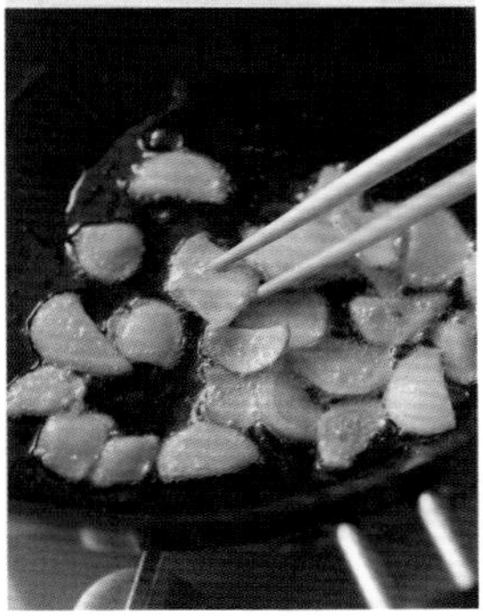

毎日食べたいしょうが。
正しく保存すれば長もちする！

しょうがの保存

生しょうがは乾燥と低温を避けて野菜室で保存

しょうがには、いろいろな保存方法があるので、コツを覚えておくと役立ちます。

しょうがは乾燥と低温に弱いのが特徴。切り口をぬらしたペーパータオルで包み、ラップをして冷蔵庫の野菜室で保管します。香りがとんでしまうので、1週間を目安に食べきりましょう。

まるごともっと長もちさせたいなら、皮つきのまま水につけておくのも手。ただし、土中の菌がついていることもあるので、水につけっぱなしにするといたみます。こまめに水を取り替えるのが鉄則です。

切って冷凍すると便利。まるごと冷凍してすりおろしに

冷凍もできます。みじん切りやせん切り、スライスなど使いやすい状態にしてから小分け冷凍してもいいでしょう。まるごと冷凍しておけば、繊維が破壊されるのですりおろしやすくなります。ただし、すりおろしやしょうが汁は、直後に有効成分が揮発していくので、健康効果を考えるなら生しょうがを使うのがおすすめ。

保存方法は主に4つ。暮らしに合わせて使い分けて

生のまま
2週間キープ

水につける

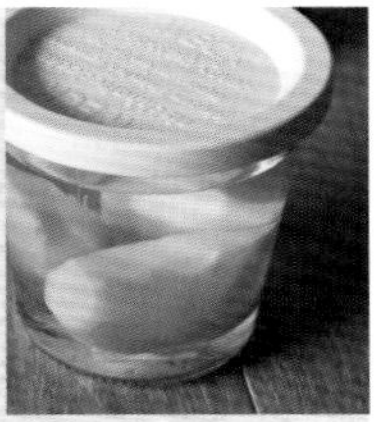

生のしょうがをよく洗い、びんや保存容器などに入れます。皮がついたままでもOK。かぶるくらいの水を注いだら、ふたをして冷蔵庫へ。水の管理がとても重要で、少なくとも2〜3日に1回はきれいな水に取り替える必要があります。こうすれば2週間くらいはキープできるでしょう。

買ってきたらまずは

ラップして野菜室へ

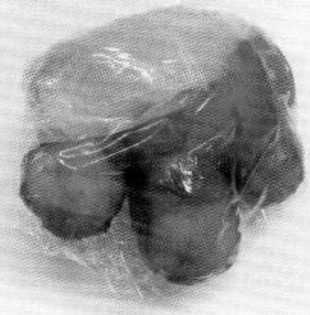

しょうがを買ってきたら、まずはよく洗い、汚れや菌を落とします。切り口があればぬらしたペーパータオルで包み、その上からラップをして、冷蔵庫の野菜室で保存しましょう。だいたい1週間くらいはおいしくいただけます。それ以上たつと香りがとんでしまいます。

チップスにすれば
長もち

乾燥させる

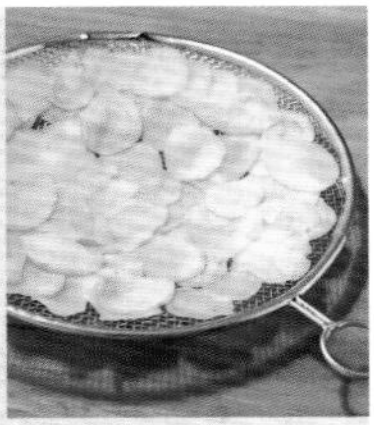

P20〜21の「しょうがの加熱と乾燥」で紹介した、オーブンや天日干しで乾燥させる方法です。パリンと割れるほど脱水させるのがおすすめ。保存が悪く干からびたしょうがはえぐみが増しますが、積極的に乾燥させたしょうがは甘みがありおいしくいただけます。

まるごとでもOK！

冷凍する

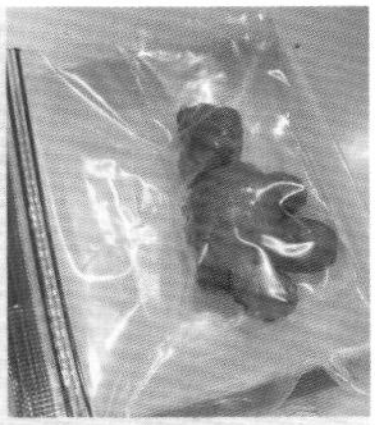

しょうがは低温に弱いので、できるだけ急速冷凍するのがおすすめです。まるごと冷凍すると繊維が破壊され扱いやすくなるため、切ったりすりおろしたりが容易になります。また、せん切りやみじん切りにしてから小分け冷凍しておくと、毎日の料理に取り入れやすいでしょう。

〝医者の不養生〟を克服！　食材の栄養に詳しい石黒先生に伺いました。

しょうがは病気に対するアンチ成分がいっぱい！

超多忙な勤務医時代の不摂生の経験から、今は食やヘルスの観点で予防医学情報を発信している医師・石黒先生。健康を取り戻した要の食材のひとつが、しょうが。その秘めたパワーを語ります。

しょうがは毎日食べたいスーパーフード。生活習慣病予防や感染症の予防にも！

世界各地の伝統医療でしょうがが重宝された

しょうがは治療に使うハーブとして、古今東西で活用されてきました。

インドの伝統医療アーユルヴェーダでは、しょうがを牛乳と水に混ぜて子どものぜんそく予防に飲ませ、イスラム圏の伝統的なユナニ医学では、しょうがが女性の生理痛をやわらげるとしています。また、中国の陰陽の思想では、しょうがには体を温める陽の役割があり、弱った脈や貧血状態を改善するとされています。

このように、しょうががいかに私たちの健康に有用であるかが古くから知られていますが、今では科学的に証明されているいくつかの効果をご紹介します。

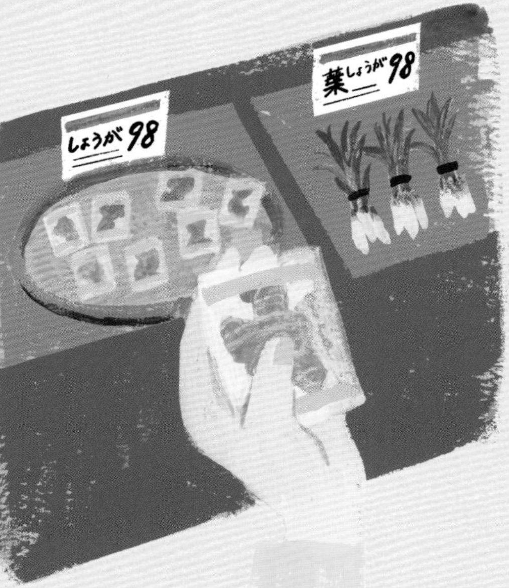

石黒成治先生
消化器外科医として病院勤務後、YouTube「Dr.Ishiguro の健康スクール」等で、薬に頼らない健康情報を配信中。

高血圧や糖尿病に対抗！

高血圧や2型糖尿病などの生活習慣病の症状の原因のひとつに、血管や内臓の慢性的な炎症が挙げられます。慢性炎症とは、加工食品や揚げものなどの食べ物、ストレス、肥満などにより体内に活性酸素が増え、細胞がダメージを受けて慢性的に起こる炎症をさします。

慢性炎症の可能性が高い食事をとっている人々を32年間追跡調査したアメリカのデータでは、心臓病のリスクが46％、脳卒中のリスクは28％高まるという結果に。慢性炎症の放置は重篤な病気につながりかねません。

そこで、しょうがの出番です。しょうがには、ジンゲロールやショウガオールといったポリフェノール類が豊富。これらは、体内の細胞をさびさせる活性酸素を除去したり、血管や内臓に起こった慢性炎症を抑える働きがあります。

また、血糖値やコレステロール値を下げたり、ダイエットを助ける働きも報告されています。しょうがは、生活習慣病を防ぐには欠かせない食材といえるでしょう。

免疫機能をコントロール

しょうがの成分には抗菌活性、抗真菌活性があり、ウイルスや寄生虫にも働きかけます。風邪やインフルエンザなどへの抵抗力を強化してくれるし、口腔内の悪玉菌を阻害することで歯周病の予防にも役立ちます。

さらに、自己免疫機能を調整してバランスを整える働きも。これにより、免疫が過剰に働いて重症化する新型コロナウイルス感染症や、リウマチなどの自己免疫疾患の症状の軽減が期待できます。

一方で、しょうがには腸の中の炎症性の細菌の増殖を抑える作用もあります。腸は体の免疫システムのスタート地点。腸内環境が悪いと免疫も暴走しやすいので、腸の中からも、免疫の調整に役立ってくれます。

吐き気、痛み、冷えにも

しょうがには胃腸の働きを整えて吐き気を抑える効果も。腸内細菌のバランスを整えつつ、腸の動きを調整するセロトニンという物質にくっつき、胃腸の働きをサポートしたり胃の中をキレイにしてくれます。実際に、妊婦のつわりを軽減したという実験データがあり、吐き気に有効だといえるでしょう。

また、痛み止めの薬と同じ成分が含まれていて、しょうがは副作用のない鎮痛剤として利用できるという基礎研究が続々と報告されています。体を温める効果も広く知られており、毎日しょうがをとることで、女性に多い冷えの悩みにも対応できるでしょう。

最近、特に注目されているのが、認知症やがんに抗うしょうがのパワー

アルツハイマー予防のカギはしょうがにあり！

日本の認知症患者数は、予備軍を含め約800万人、２０５０年には１０００万人を超えるといわれています。38の先進国が加盟するＯＥＣＤ（経済協力開発機構）の中で、認知症の発症率がいちばん高いのが、実は日本です。

一度悪化した認知機能が元に戻ることはなく、若いころから予防に努めるべき疾患といえます。そのアルツハイマー病予防のカギを握るのが、しょうがです。２０２１年に、しょうがにはアルツハイマー病の原因のひとつである脳の神経細胞の変性、炎症を予防する効果、もしくは拮抗する効果があるという報告が出されました。

しょうがの活性成分がアルツハイマー病に対して主に3つのルートで作用することがわかってきました。

一つ目は、脳の神経細胞の外にたまった老人斑（アミロイドβのかたまり）をなくし、神経細胞が死んでいくのを防ぐこと。二つ目は、記憶や学習に必要なアセチルコリンという神経伝達物質の濃度を高め、神経細胞そのものを保護すること。そして三つ目は、生活習慣病の話にも出てきたしょうがの抗酸化作用が、脳の神経細胞がさびるのを防ぎ、脳の萎縮を防ぐことです。

ある中年女性がしょうがの成分を2カ月摂取したら、単語の認識能力、空間作業能力といった脳の機能が改善したというデータも。つまりしょうがには、ただ予防するだけでなく、脳の機能を今以上によくする効果があると言えます。

しょうがの主要成分ががん細胞の増殖を抑制

まだ動物実験の段階ですが、しょうがの主要成分ジンゲロールやショウガオールに、がん抑制効果があるという研究結果が出ています。

がん細胞が自然に死滅していく現象をしょうがの成分がサポートする作用や、がん細胞が増殖しないようにする作用があるといわれます。これはしょうがの成分が、がんそのものを抑制する働きがあることを示しています。

アジアでは欧米に比べて特定のがんが少ないのは、アジア地域では昔から、しょうがをはじめウコンやお茶、大豆を多く摂取しているから。このような疫学調査からも、しょうがの重要性がうかがえます。

量よりも、毎日とる工夫を。ジンジャーパウダーの活用もおすすめ！

ふだんから食事に気をつけて、無理のない方法で続けて

しょうがはまさにスーパーフードですが、加工食品など体にマイナスな食事が多い人が、ちょっとしょうがを食べたからといってマイナスがプラスに転じるわけではありません。ふだんから食事に気をつけている人が、そこにしょうがをプラスすれば、体にいい効果が積み上がっていきます。

また、いい結果が出た実験と同じ量をとらなければ効果はないと考えるのもナンセンス。たとえ微量でも、腸の中の細菌は影響を受け、ちゃんと反応してくれます。

薬味程度では意味がないとあきらめるのではなく、毎日の食事でしょうがをとろうという意識を持つことが大切です。

しょうがは他の食材に比べて、扱いが簡単で安価。取り入れ方は多彩です。たとえば私は、毎日しょうが茶を飲んでいます。市販のジンジャーパウダーをお湯で溶いたものですが、ジンジャーティーのティーバッグも手軽でおすすめです。

調理の手間や、味わいや食感、香りといった好みもあるでしょう。何がいい悪いではなく、自分の暮らしに無理なく取り入れられ、毎日続けられるよう工夫することが、しょうがの恩恵を受ける最大のカギかもしれません。

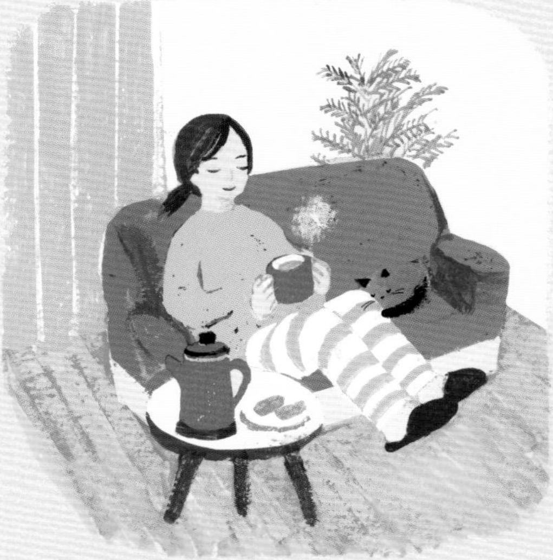

しょうがのそぼくなギモン

監修／大島菊枝（管理栄養士・料理家）

Q しょうがの皮の色が黒くくすんでいる。これはカビでしょうか？

A 皮についた汚れが酸化したものか、保存期間中に出てきてしまう、黒シミ症の可能性も。使うときは、黒くなっている部分をスプーンでこそげるか、包丁で大きく切り取って。

Q 一日にどれくらい食べるのがいい？

A だいたい1〜2かけと考えればOK。食べすぎると胃がムカムカするなど、胃腸が不安定になることも。少量をこつこつととりつづけることが大事です。

Q どうやって食べるのが体にいい？

A 栄養素が多く詰まっている皮はむかず、大きめに切って。生の場合はなるべく直前にすりおろし、加熱調理はできるだけ時間をかけて水分を蒸発させて。

しょうがレシピ

1 シロップ・ジャム

まずはいちばん手軽なシロップやジャムを。
一度作っておけばドリンクで楽しんだり、
デザートにアレンジしたりと、使いみちが広がります。

しょうがシロップ

ピリッと辛みがきいた甘さがくせになります。
スパイスとレモンで風味をアップ。

材料（作りやすい分量・容量約200mℓの保存びん１個分）

しょうが … 3個（約300g）
さとうきび糖（または砂糖）… 300g
ローリエ … 1枚
シナモンスティック … 1本（またはシナモンパウダー小さじ1）
レモン汁 … 大さじ2

1 しょうがと砂糖を合わせる

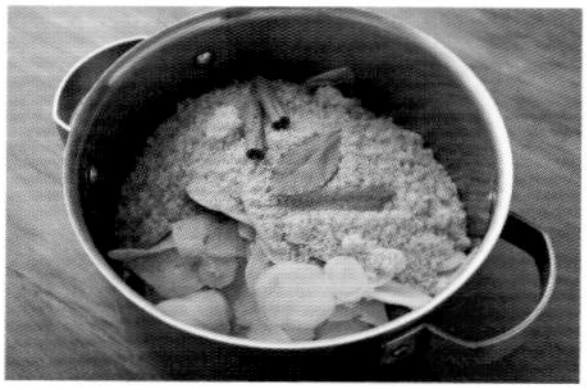

しょうがは皮ごと薄切りにする。ステンレスかホーローの鍋にしょうが、さとうきび糖、ローリエ、半分に折ったシナモンを入れて混ぜ、室温に1時間置いて水分を出す。

2 煮る

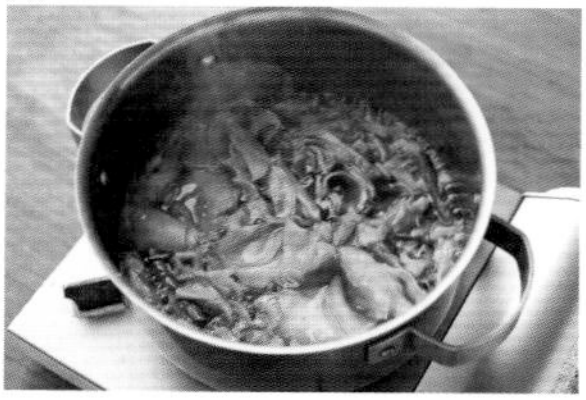

水1カップを加えて混ぜ、強火にかけて煮る。煮立ったらアクを取り、ふたをして弱火にし、15～20分煮る。火を止めてレモン汁を混ぜ、粗熱が取れるまでさます。

3 ざるでこして絞る

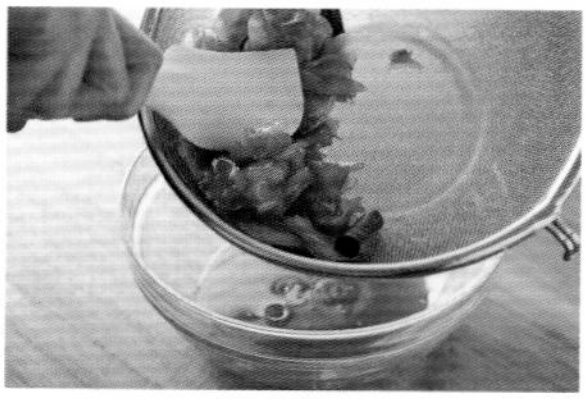

※残ったしょうがは、紅茶に入れたり、刻んで焼き菓子に入れても。盆ざるなどに広げて半日ほど天日干しし、グラニュー糖をまぶせばしょうが糖のように。

ボールで受けたざるに**2**を入れ、ゴムべらでしょうが※を押して絞る。シロップだけを清潔な保存びんに入れ、冷蔵庫で保存する。

（1/6量で42kcal）

保存の目安：冷蔵で約1カ月

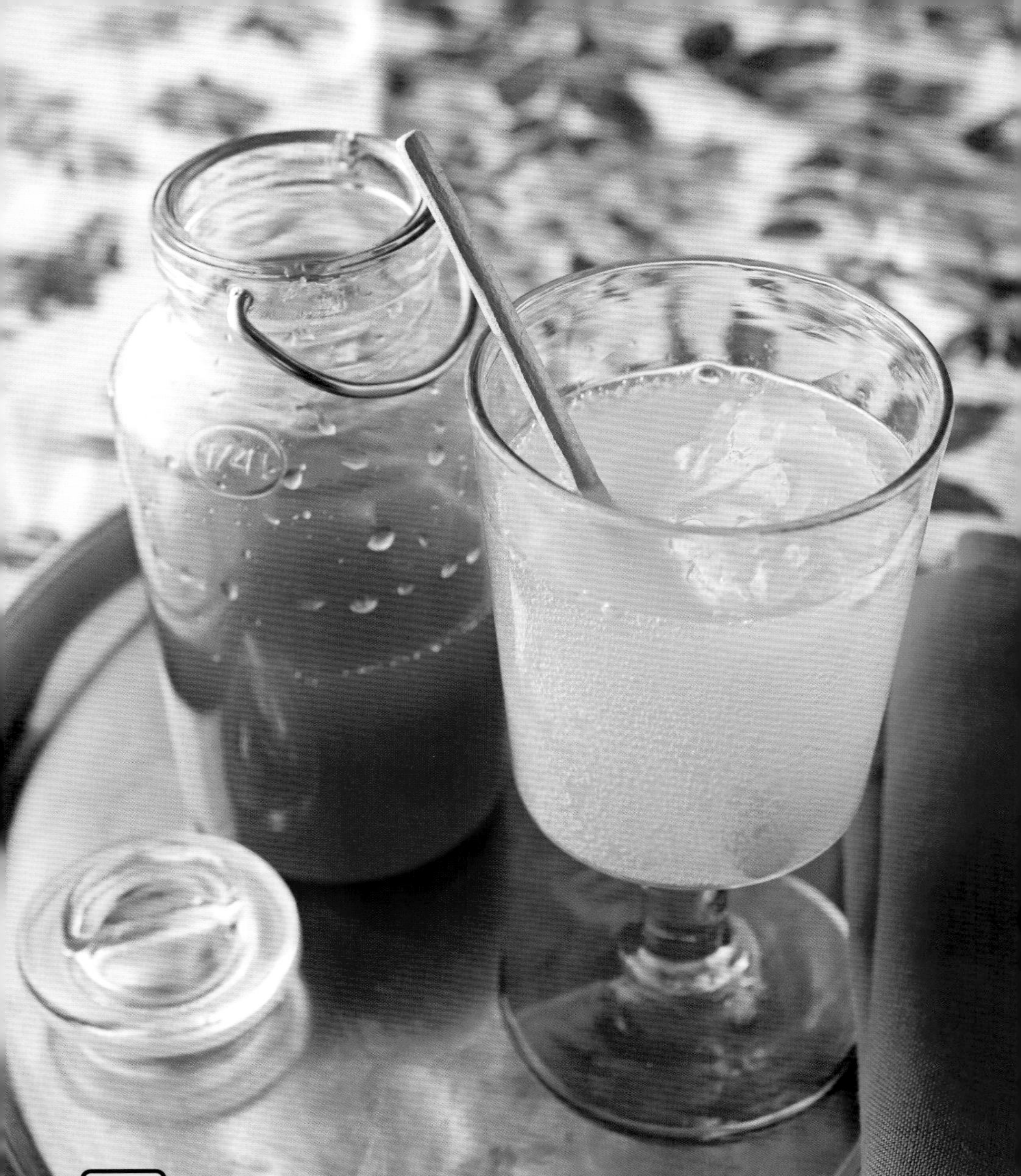

アレンジ

ジンジャーエールに

材料（1人分）と作り方

グラスに氷適宜を入れ、「しょうがシロップ」大さじ2、炭酸水½カップを注いで混ぜる。

（42kcal）

こんな使い方も！

牛乳で割ったり、ヨーグルトにかけても。パイナップルとあえ、ジンジャーマリネにしてもおいしい。

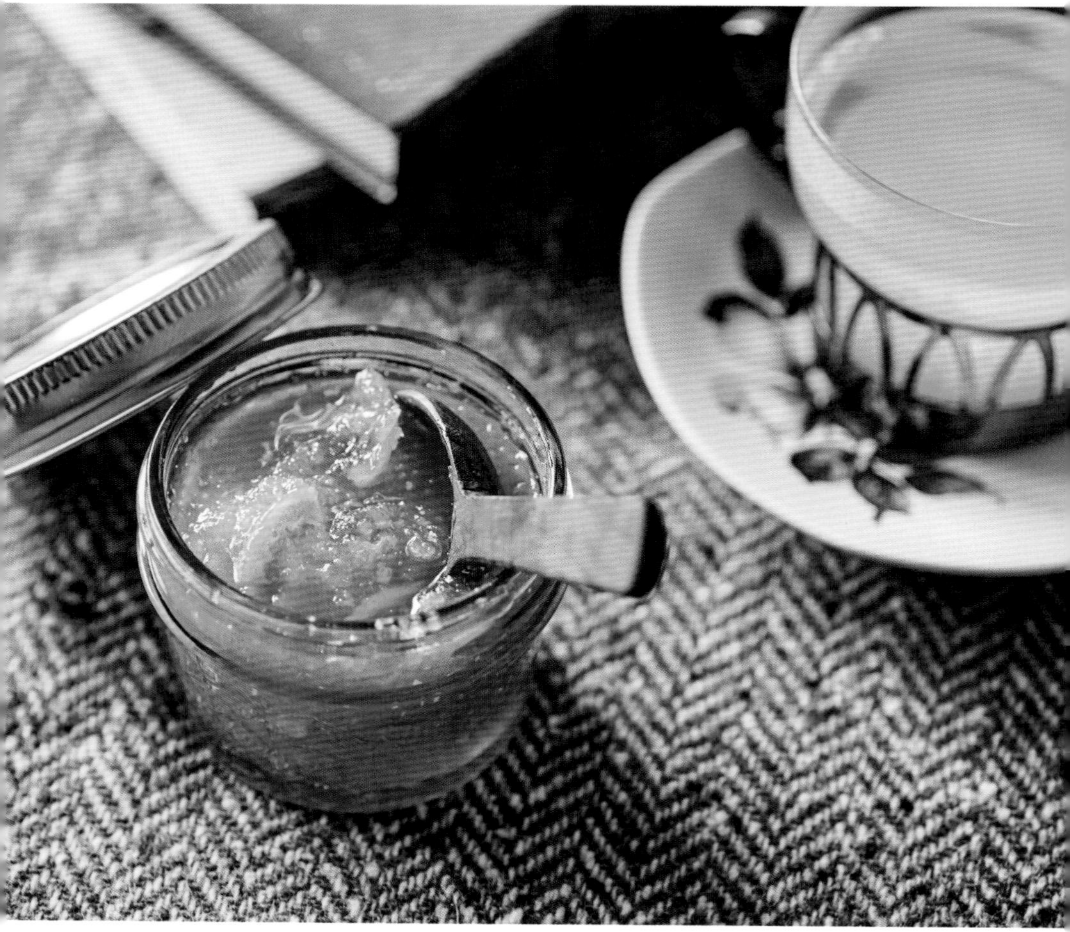

特製しょうがジャム

蒸ししょうがをベースに、はちみつのこくとレモンの酸味をプラス。
マイルドな甘みとすっきりとした後味が自慢です。

材料（容量約150㎖の保存びん1個分）

しょうが … 1個（90〜100g）
はちみつ … ½カップ
レモン（国産）の薄い輪切り … 3枚
レモン汁 … 小さじ2

1 皮つきしょうがを「レンジ蒸し」にする

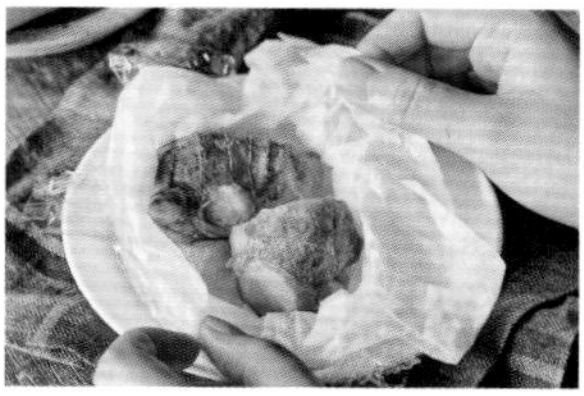

ペーパータオル1枚をぬらしてしょうがを皮つきのまま包み、さらにラップでふんわりと包む。耐熱皿にのせ、電子レンジで1分30秒〜2分加熱する(甘い香りがすればOK)。ラップ、ペーパータオルをはずして粗熱を取る(やけどに注意)。

2 皮ごとすりおろす

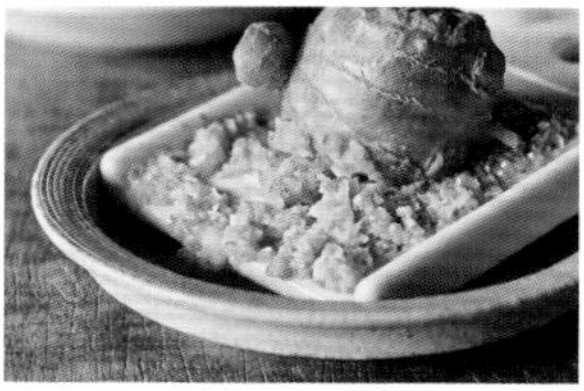

※おろし金はできれば目が粗めのものを使って。薬味用などの細かいものだと、仕上がりがゆるめのソース状になります。

しょうがを皮つきのまますりおろす※。繊維が残ってかたまりになってしまう場合は、包丁で刻む。レモンの輪切りは放射状に6等分に切る。

3 はちみつと煮て、レモン汁を加えて完成

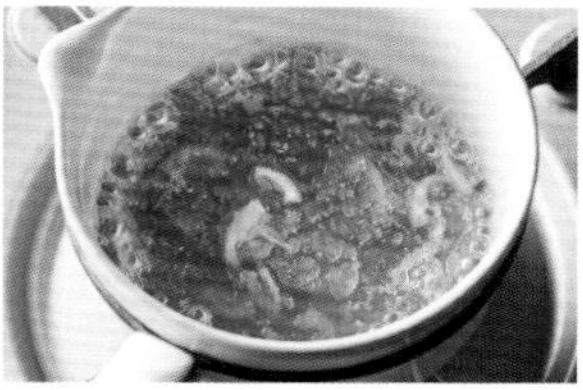

保存の目安：冷蔵で約2週間

口径12〜14cmの小鍋にしょうがと、はちみつの½量、レモンを入れて混ぜる。中火にかけ、ときどき混ぜながら、大きい気泡が出るまで3〜4分煮る(途中、アクが出てきたら取り除く)。残りのはちみつと、レモン汁を加え、さっと煮る。熱いうちに耐熱のガラス製のびんに入れ、粗熱が取れたら冷蔵庫で冷やす。　(小さじ1で15kcal)

アレンジ

ホットジンジャーに

お湯で割れば体が温まるドリンクに。湯½〜¾カップに対して、「しょうがジャム」小さじ1が目安。

はちみつを黒糖に替えても

はちみつの代わりに、黒砂糖100g、水大さじ1を使います。最初のはちみつを加えるタイミングで、黒砂糖、水を全量加えて。黒糖ははちみつ同様ミネラルが豊富で、血液を元気にしてくれる鉄分も含まれます。

(小さじ1で14kcal)

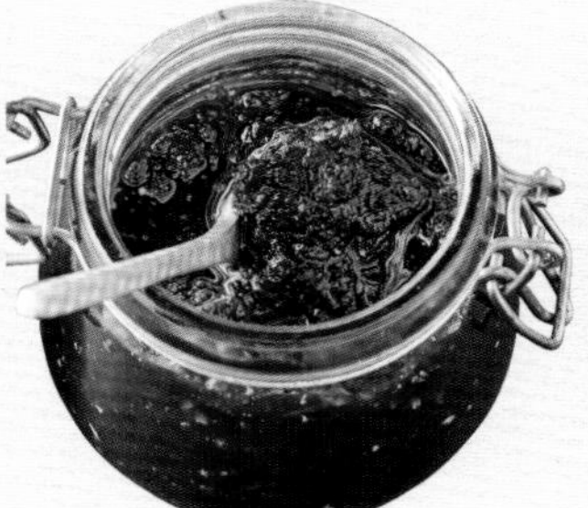

材料（容量約200㎖の保存びん1個分）

しょうが … ½個（約50g）
りんご※ … 1個（約220g）
はちみつ … ½カップ
レモン汁 … 大さじ3（約1½個分）

※紅玉やジョナゴールドを使うとピンク色の仕上がりに。品種によってはピンクにならない場合もあります。

しょうがはP33の作り方**1**〜**2**を参照し、加熱時間を1分にして同様に蒸し、すりおろす。りんごはよく洗って皮をむき（皮はとっておく）、しんを除いて8mm角に切る。口径12〜14cmの小鍋にりんご、皮を入れてレモン汁をからめ、はちみつ全量と、しょうがを加えてざっと混ぜる。作り方**3**を参照し、同様に10分ほど煮て、完全にさめたら皮を取り除く。（大さじ1で41kcal）

アップルしょうがジャム

りんごのフルーティな味わいで、しょうがの辛みがマイルドに。
ほんのりピンク色なのもかわいい。

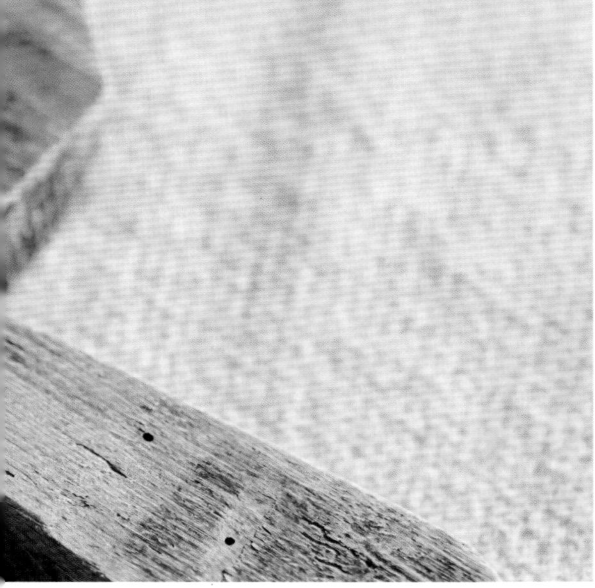

1 パンに塗って

好みのパンをトーストし、クリームチーズ、ジャムを順に塗って。しょうがのすっきりとした風味に、クリーミーなチーズがよく合います。

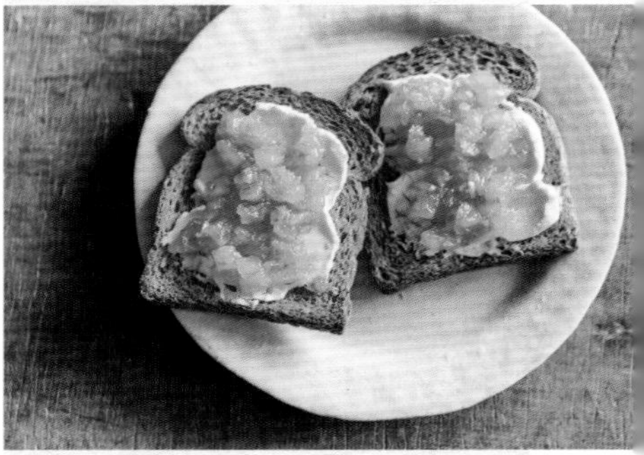

2 ヨーグルトにのせて

プレーンヨーグルトに、市販のフルーツグラノーラとともにトッピング。果肉たっぷりなので、食べごたえも◎。

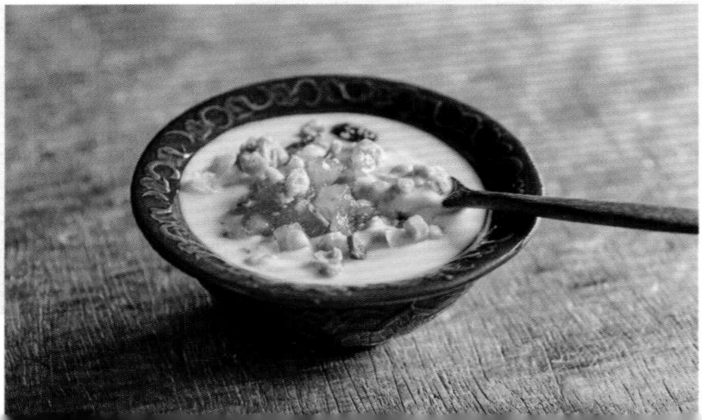

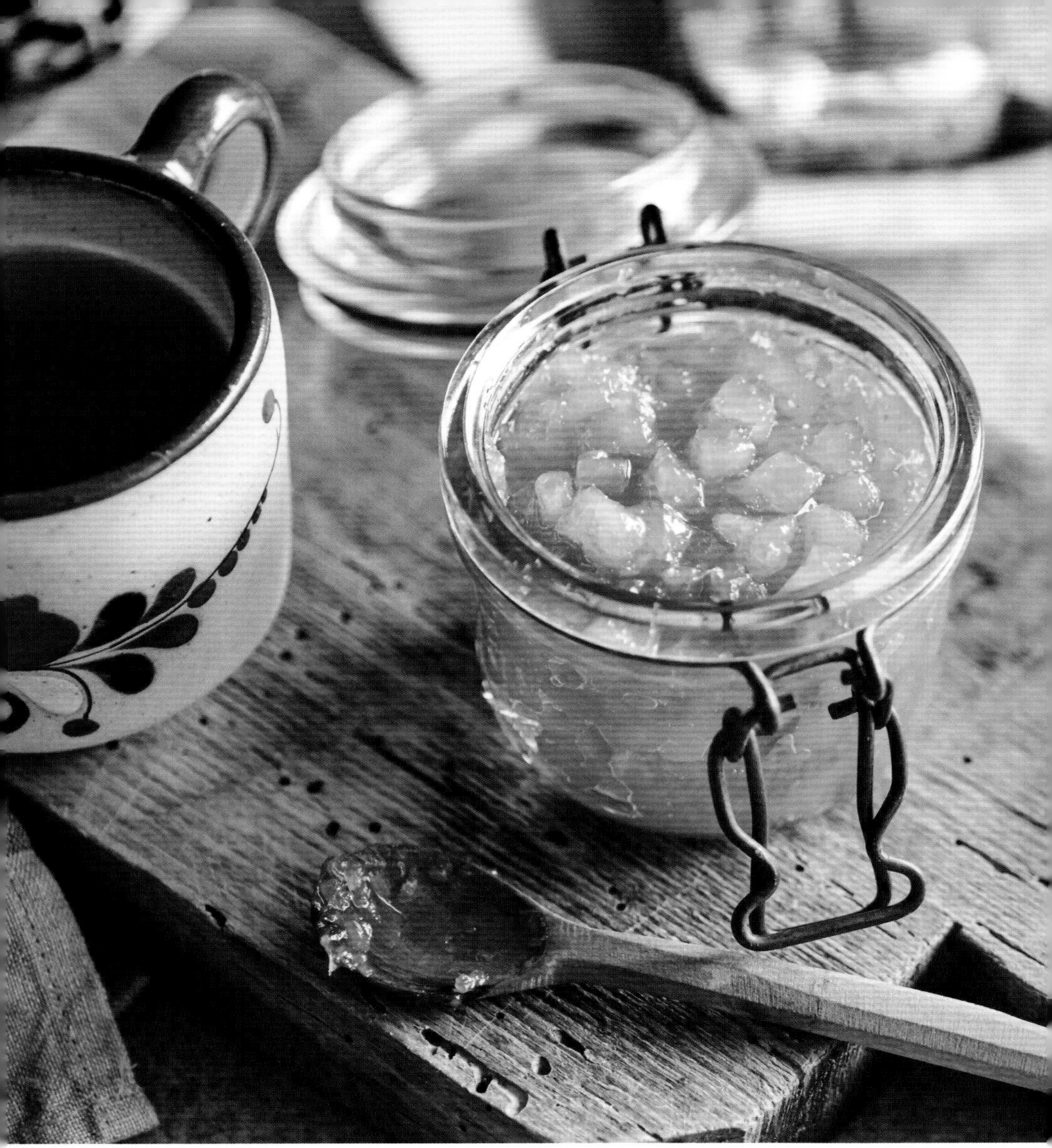

3 ビスケットにはさんで

ビスケットでサンドすれば、かわいいおやつが完成。はちみつやりんごの甘みを生かすため、甘さ控えめのビスケットがおすすめ。

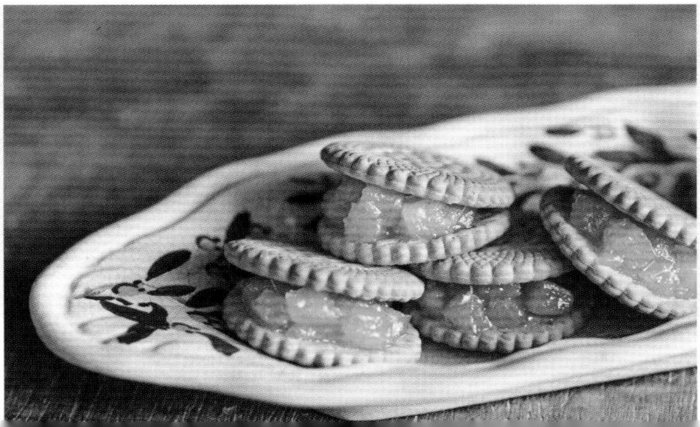

社長&イワシカちゃんに聞いた！

もっと楽しむ 岩下の新生姜® ① 入門編

しょうがといえば、言わずと知れたロングセラー商品「岩下の新生姜®」。その製造元である岩下食品の社長、岩下和了さんと人気マスコットのイワシカちゃんに岩下の新生姜のおいしく楽しい活用法をナビしてもらいました！

岩下の新生姜とは？

「岩下の新生姜®」はいわゆるスーパーで売っている一般的な新しょうがを使っておらず、台湾在来種の特別なしょうがが、本島姜《ペンタオジャン》という品種を使っています。みずみずしくて食感がいいのが特徴で、当時日本では食べたことのないおいしさに、先代の社長が「新生姜」と名づけました。

岩下さん　「一般的な新しょうがの甘酢漬けは、基本的には新しょうがのほかに酢、砂糖、塩を使って作ります。対して岩下の新生姜は、砂糖を入れていません。よりフレッシュなしょうがが本来の風味が味わえますよ」

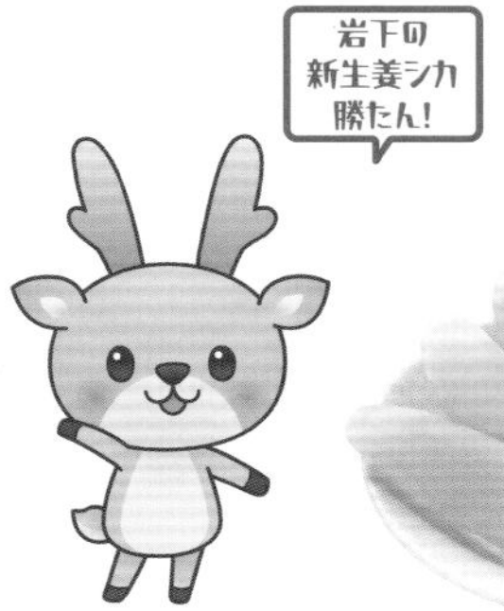

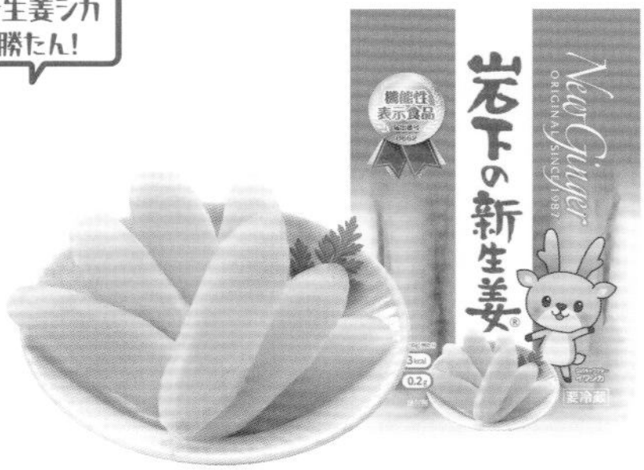

まずはこう味わう！ 岩下の新生姜

岩下さん　「新生姜そのもののおいしさを楽しむ方法として、まずお試しいただきたいのが、そのまま食べること！　スライスで食べたり、スライスしてからすりごまをかけたりしてもおいしいです。」

社長イチオシの「ちくわのくるくる巻き」で

岩下さん　「それからイチオシが『ちくわ巻き』です。ちくわは縦に切り目を入れて開いてから、岩下の新生姜と青じそを入れてくるくると巻き、つま楊枝を3～4本刺して間を切るだけ。ちょっとしたおつまみやお弁当のおかずになります」

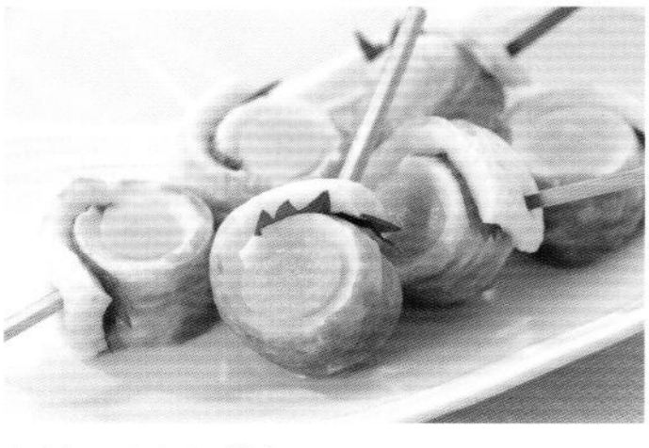

ちくわのくるくる巻き

岩下和了さん
岩下食品社長&岩下の新生姜ミュージアム館長。X（Twitter）のフォロワー20万超えの人気アカウントで日々発信中。

イワシカちゃん
岩下の新生姜ミュージアム内、ジンジャー神社を守る狛鹿から生まれる。ちょっぴりシャイだけど好奇心旺盛。

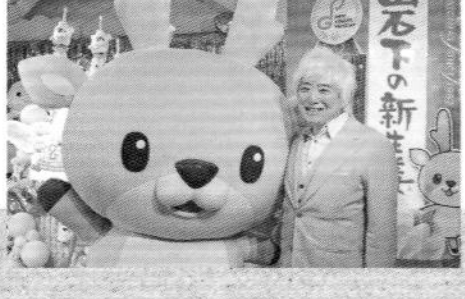

しょうがレシピ

2 作りおき

毎日少しずつしょうがを取り入れるには、作りおきがおすすめ。野菜やご飯に混ぜたりと、万能調味料として活用できます。

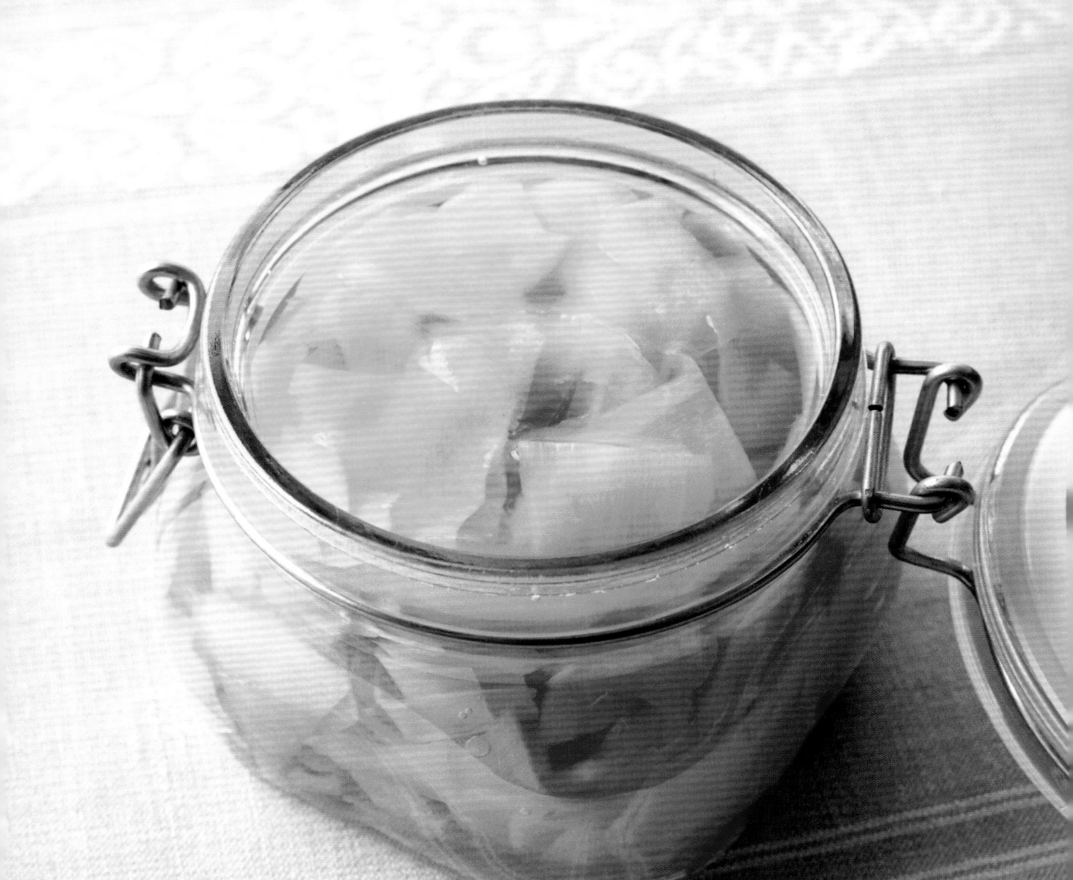

新しょうがの甘酢漬け

収穫後、貯蔵せずに出回る新しょうが。
繊維が柔らかくてみずみずしく、辛みもおだやかです。
甘酢漬けは、箸休めとしてはもちろん、薬味としても重宝します。
香りを生かしたいから、皮はむかなくてOK。
繊維にそって切ると歯ざわりもよくなり、おいしさが増します。
漬けたあとの甘酢は、酢のものやすし酢に利用して。

材料（作りやすい分量）

新しょうが … 2パック（約300g）
甘酢
- 酢 … 1カップ
- 砂糖 … 45g
- 塩 … 大さじ½

1 しょうがの下ごしらえをする

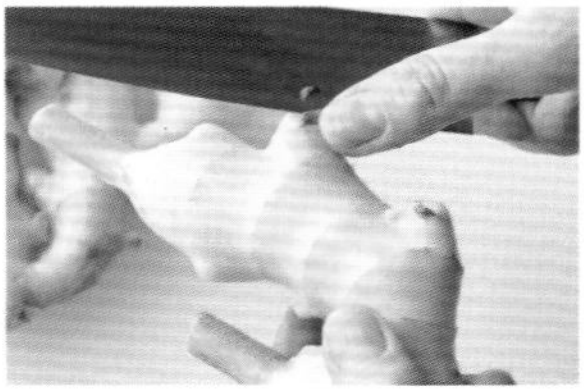

新しょうがは汚れている部分の皮を包丁でそぎ取る。長さ3〜4cmに切り、繊維にそって薄切りにする。甘酢の材料を混ぜ合わせる。

2 さっと湯につける

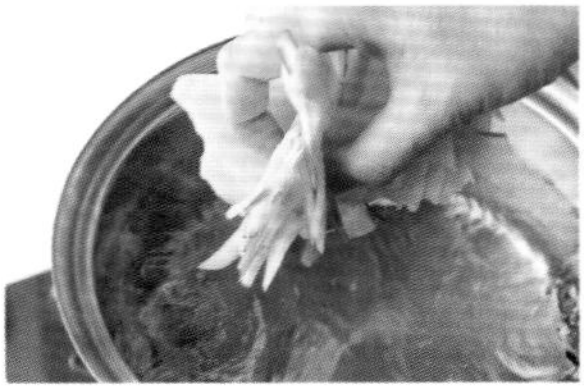

鍋に熱湯を沸かし、**1**のしょうがを一瞬つけてざるに上げ、水けをきる。

3 甘酢と合わせる

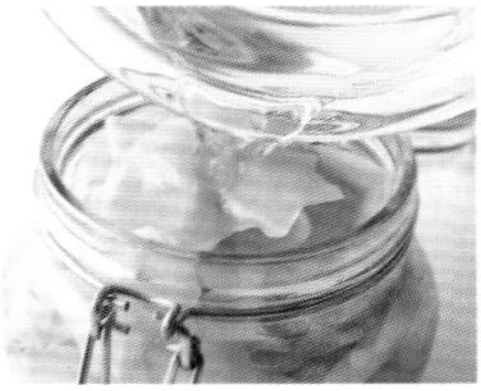

粗熱が取れたら水けを絞り、清潔な保存びんに入れ、甘酢を注ぎ入れる。完全にさめたらふたをする。冷蔵庫で2時間以上置き、味をなじませる。

（¼量で50kcal、塩分0.9g）

保存の目安：冷蔵で約1カ月

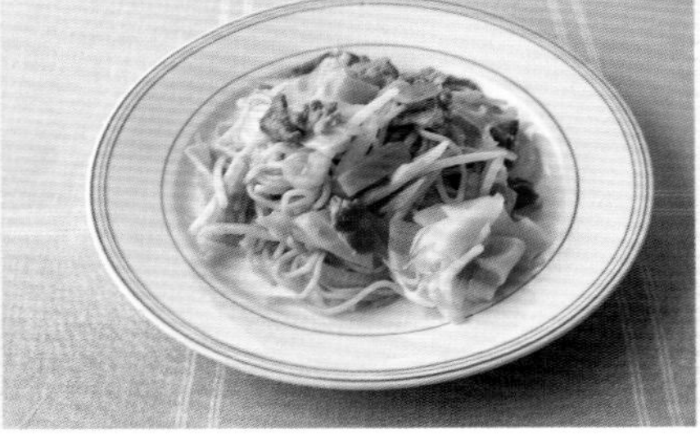

こんな使い方も！

汁けをきって焼きそばに添えて。刻んでいなりずしのすしめしに混ぜたり、かき揚げの具にしてもおいしい。

しょうがの とろとろそぼろあん

時間がないけど、しょうがをしっかりとりたいときはコレ。
作りおきしておけばさまざまなおかずにアレンジできます。

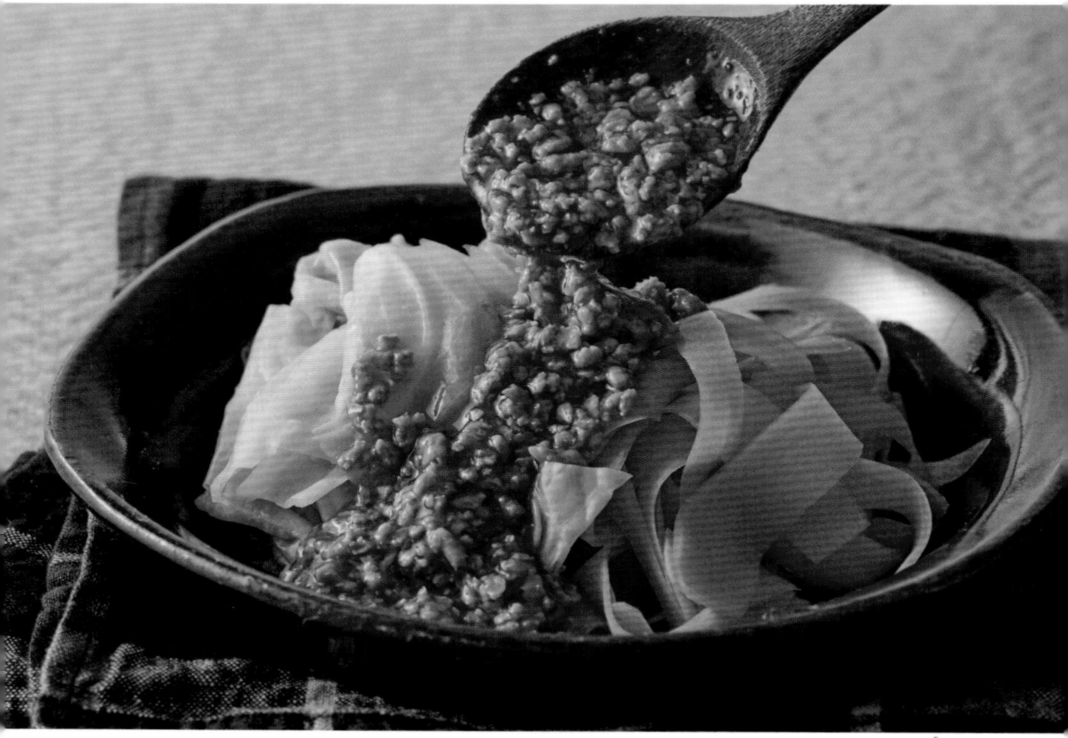

まずはゆで野菜に。
冷蔵庫にある野菜をゆでて、
「しょうがのとろとろそぼろあん」をかければ、
肉もしょうがも野菜をとれる
バランスのいいホットサラダに。

材料（作りやすい分量）

しょうがのすりおろし（皮ごと）… 4かけ分（約40g）
鶏ひき肉 … 200g
水溶き片栗粉
- 水 … 大さじ3
- 片栗粉 … 大さじ2

サラダ油　酒　みりん　しょうゆ　砂糖

下ごしらえ

・水溶き片栗粉の材料を混ぜる。

1 ひき肉を炒める

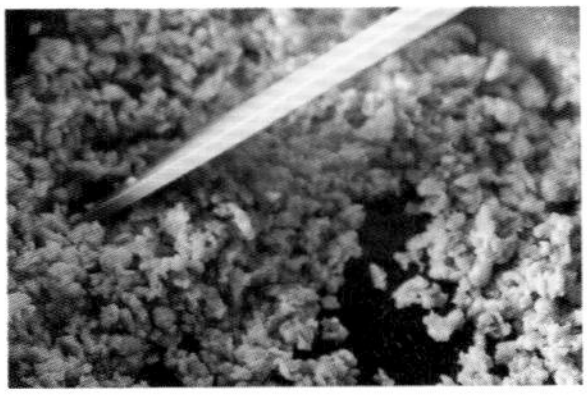

フライパンにサラダ油大さじ½を中火で熱し、ひき肉を入れてほぐしながらぽろぽろになるまで炒める。酒大さじ2と水1カップを加えて煮る。

2 とろみをつける

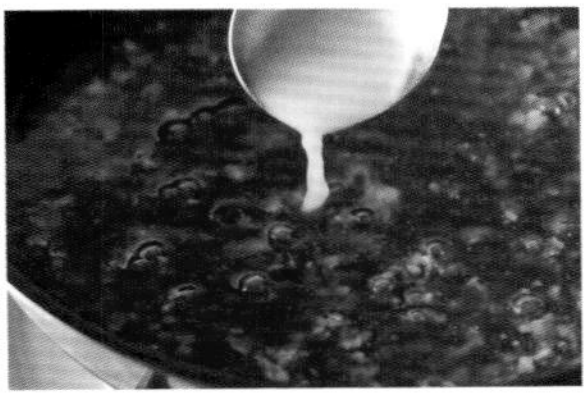

煮立ったら、みりん、しょうゆ各大さじ2、砂糖大さじ½を加えて混ぜ、ふたをして弱火で10分ほど煮る。水溶き片栗粉を混ぜながら加え、とろみをつける。

3 おろししょうがを加える

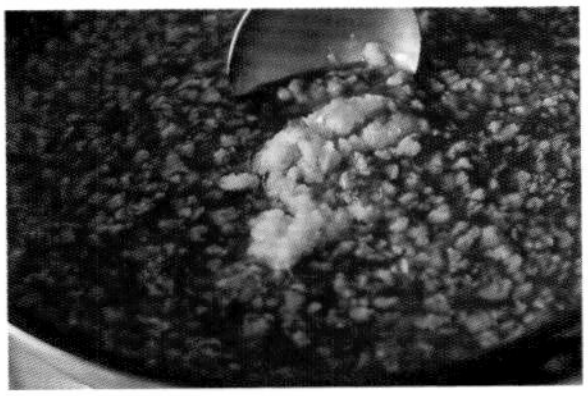

しょうがを加えてさっと混ぜ、ひと煮する。

（¼量で165kcal、塩分1.4g）

保存の目安：清潔な保存容器に入れて冷蔵で3〜4日。電子レンジなどで温めて食べてください。

アレンジ

温やっこに

温めた木綿豆腐に電子レンジで温めた「しょうがのとろとろそぼろあん」適宜をかけ、おろししょうが少々を添える。淡泊な豆腐が、あんをかけると風味豊かに変身します！

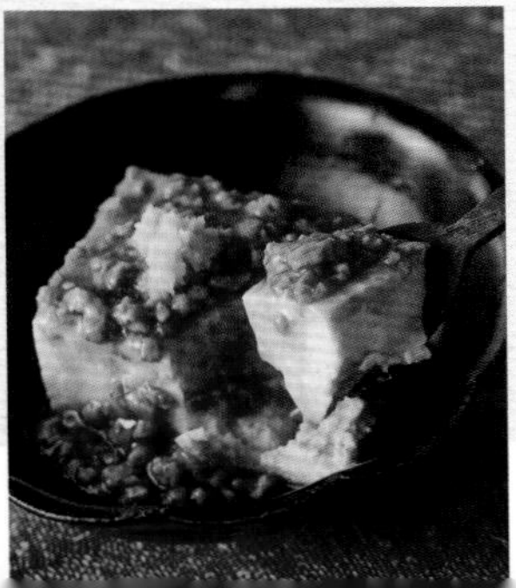

アレンジ

冷凍うどんに

冷凍うどんを温めて器に盛り、電子レンジで温めた「しょうがのとろとろそぼろあん」適宜をかけて。食べる前によくかき混ぜれば、麺にあんがよくからみますよ。

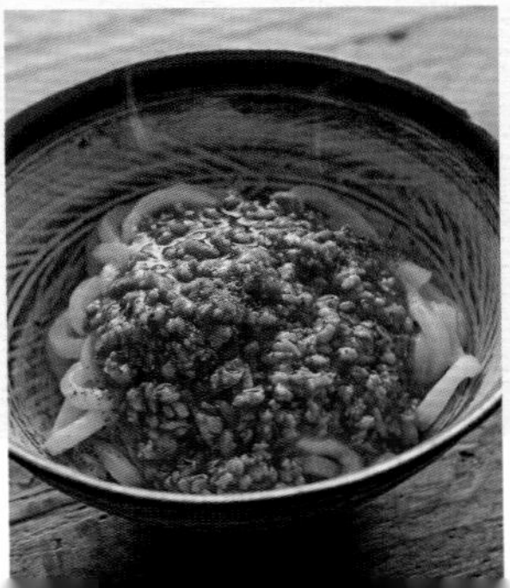

材料（作りやすい分量）
しょうが … 2個（約200g）
削り節 … 2パック（約5g）
白いりごま … 大さじ1
A ┌ 水 … ½カップ
 │ しょうゆ … 大さじ3
 └ 砂糖、酢、みりん … 各大さじ2

しょうがのつくだ煮

さわやかな辛みがくせになる万能常備菜。
白いご飯と相性抜群です。

1 しょうがをみじん切りにする

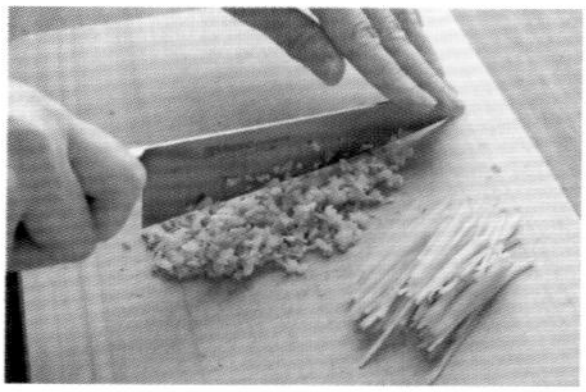

しょうがは皮をむいて薄切りにして重ね、せん切りにする。せん切りのしょうがをそろえて、端からみじん切りにする。

2 しょうがを煮汁で煮る

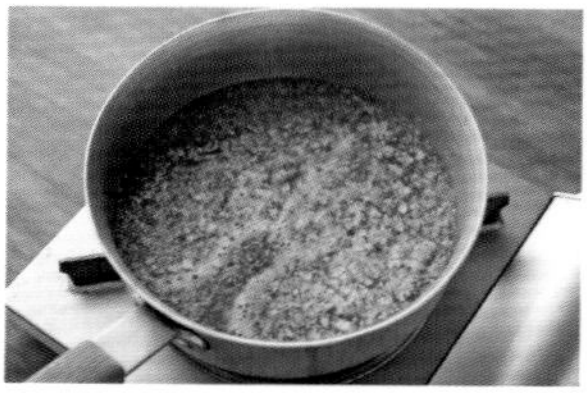

口径約21cmの鍋に**1**と**A**を入れ、中火にかける。アクが出たら取り、汁けがほぼなくなるまで7〜8分煮る。

3 削り節とごまを加える

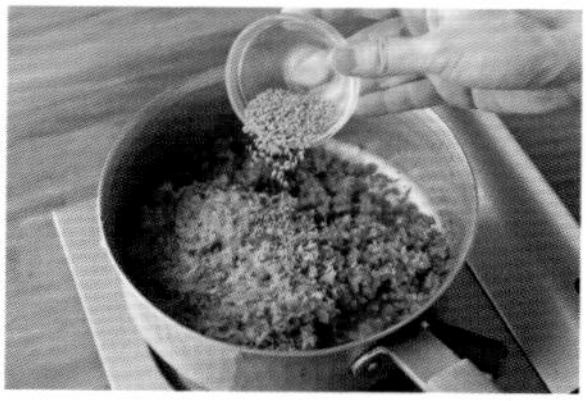

火を止め、削り節とごまを加えて混ぜる。清潔な保存容器に入れてさまし、冷蔵庫で保存する。
（⅙量で55kcal、塩分1.3g）

保存の目安：冷蔵で約2週間

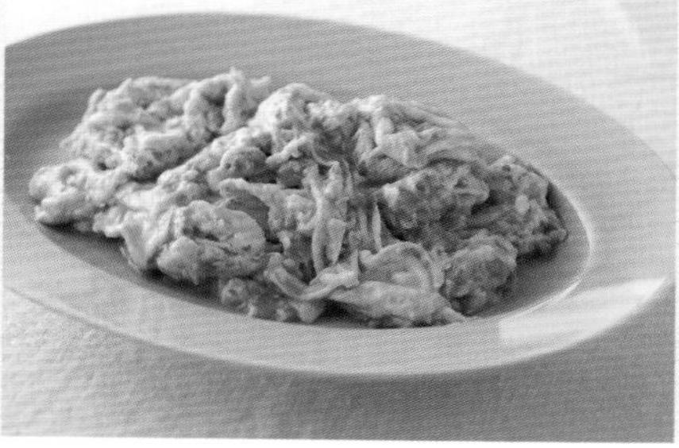

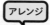

アレンジ

卵炒めに

材料（2人分）と作り方
ボールに卵3個、水大さじ1を入れて溶きほぐし、「しょうがのつくだ煮」大さじ3、しょうゆ小さじ⅓を混ぜる。フライパンにサラダ油大さじ½を強火で熱し、卵液を流して、ふんわり炒める。
（1人分169kcal、塩分1.0g）

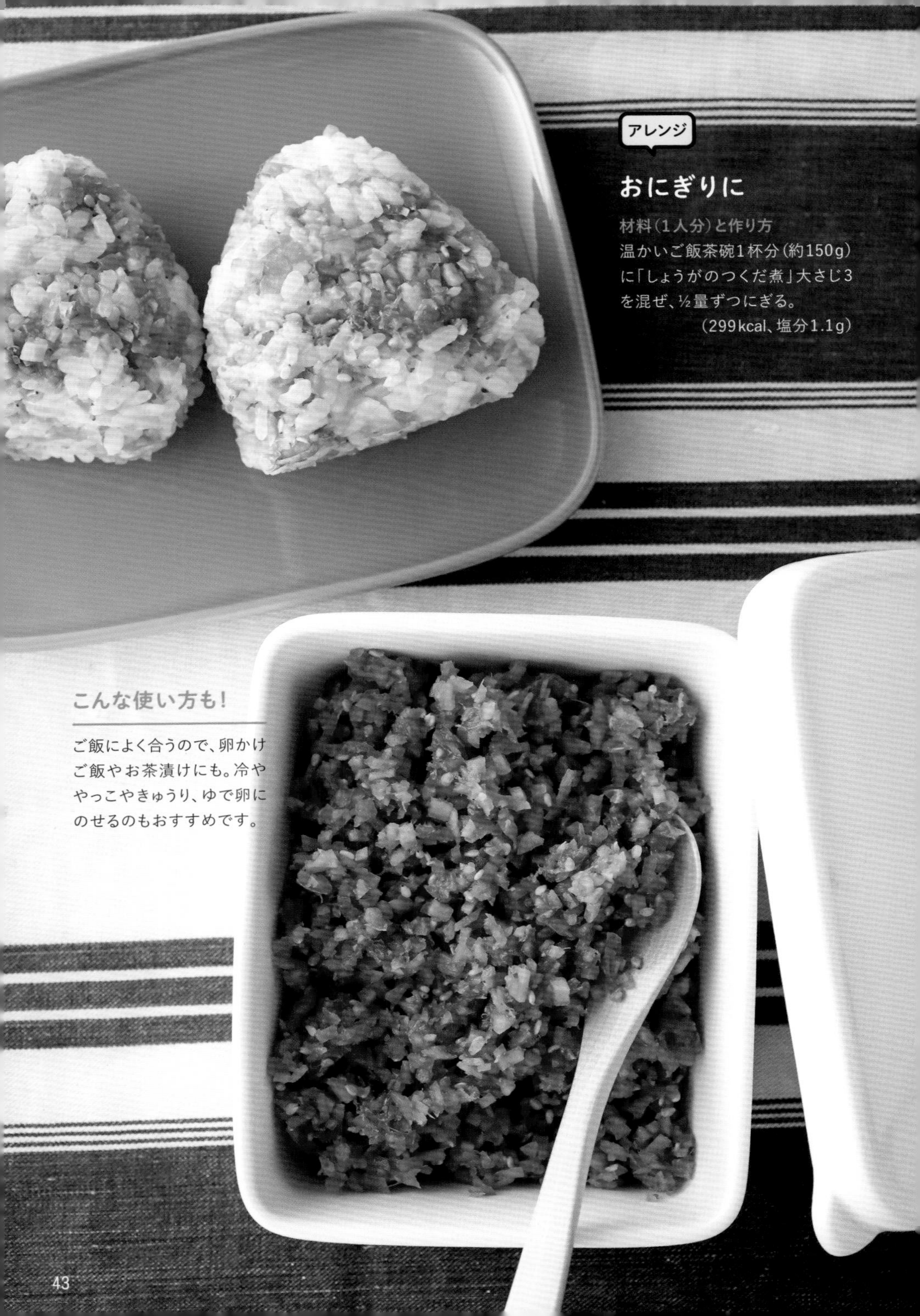

アレンジ

おにぎりに

材料（1人分）と作り方
温かいご飯茶碗1杯分（約150g）に「しょうがのつくだ煮」大さじ3を混ぜ、½量ずつにぎる。
（299kcal、塩分1.1g）

こんな使い方も！

ご飯によく合うので、卵かけご飯やお茶漬けにも。冷ややっこやきゅうり、ゆで卵にのせるのもおすすめです。

はちみつしょうがみそ

しょうがは、ほどよくすっきりした辛み。
はちみつは抗菌作用があるのでのどにも◎。

材料（作りやすい分量）

しょうが … 1個（約100g）
はちみつみそ
- みそ … 大さじ4
- はちみつ … 大さじ2〜3
- しょうゆ … 小さじ1

サラダ油

1 下ごしらえをする
しょうがは皮つきのまま、薄い輪切りにする。はちみつみその材料を混ぜる。

2 フライパンで炒める
フライパンにサラダ油小さじ2を中火で熱し、しょうがを入れて油がなじむまで2分ほど炒める。はちみつみそを加えて弱火にし、全体がなじむまで5〜6分炒める。完全にさまし、清潔な保存容器に入れる。
（全量で369kcal、塩分9.9g）

保存の目安：冷蔵で4〜5日

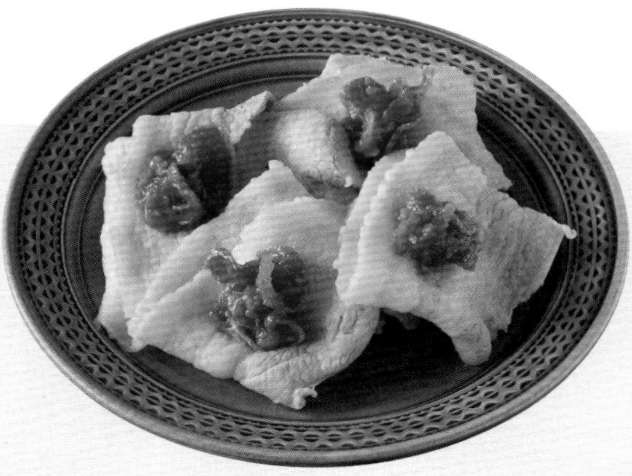

ゆでた豚肉にかけて

さっとゆでた豚肉にのせて。風味がよく具材感もあるので満足感がぐんとアップ。豚薄切り肉（しゃぶしゃぶ用）80〜100gに大さじ1〜2が目安。

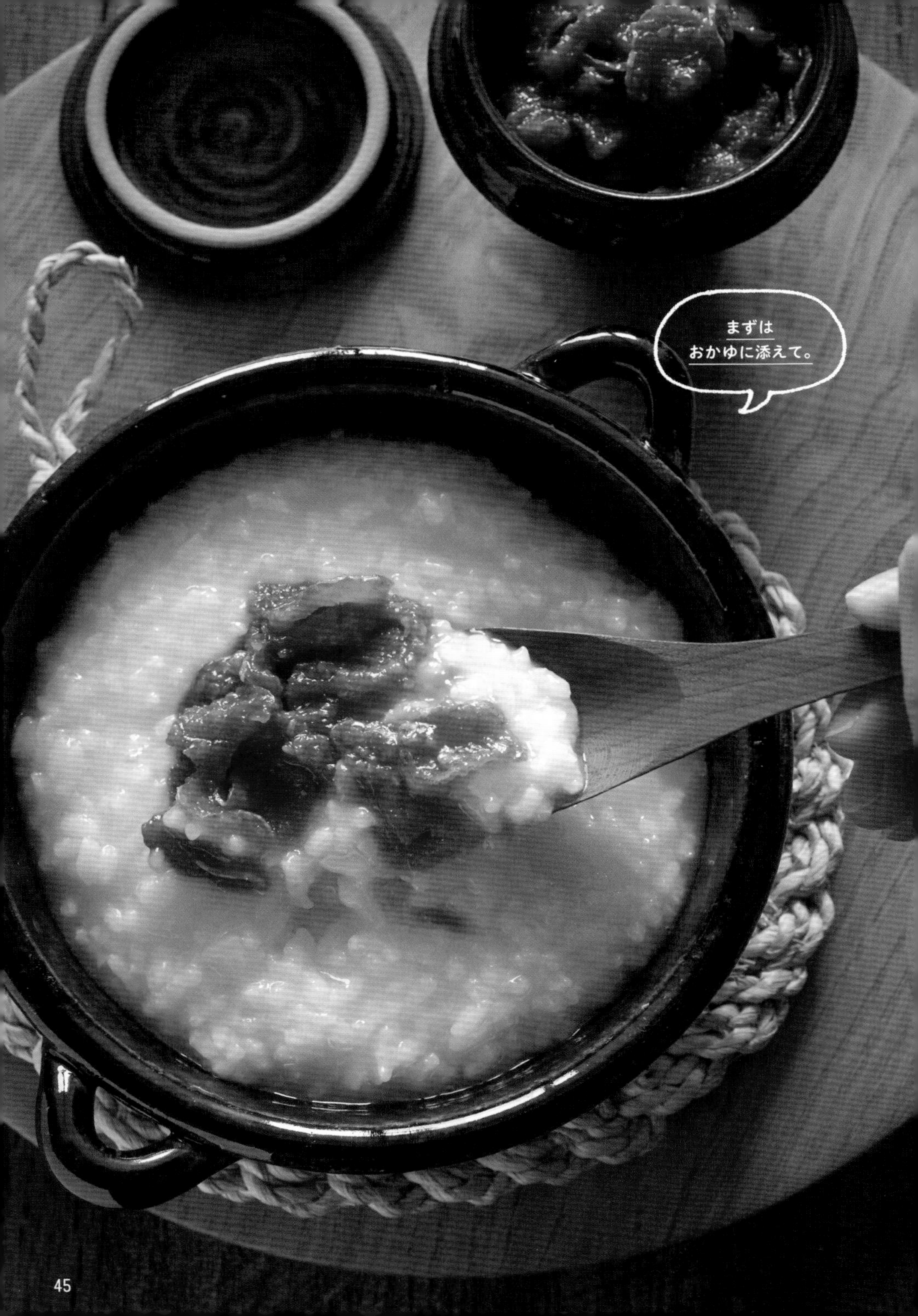
まずは
おかゆに添えて。

しょうが酢オイル

さっぱりした酢の味わいが、しょうがの風味を引き立てます。
作っておけば野菜とマリネしたり、蒸した野菜にかけたりとアレンジ自在。

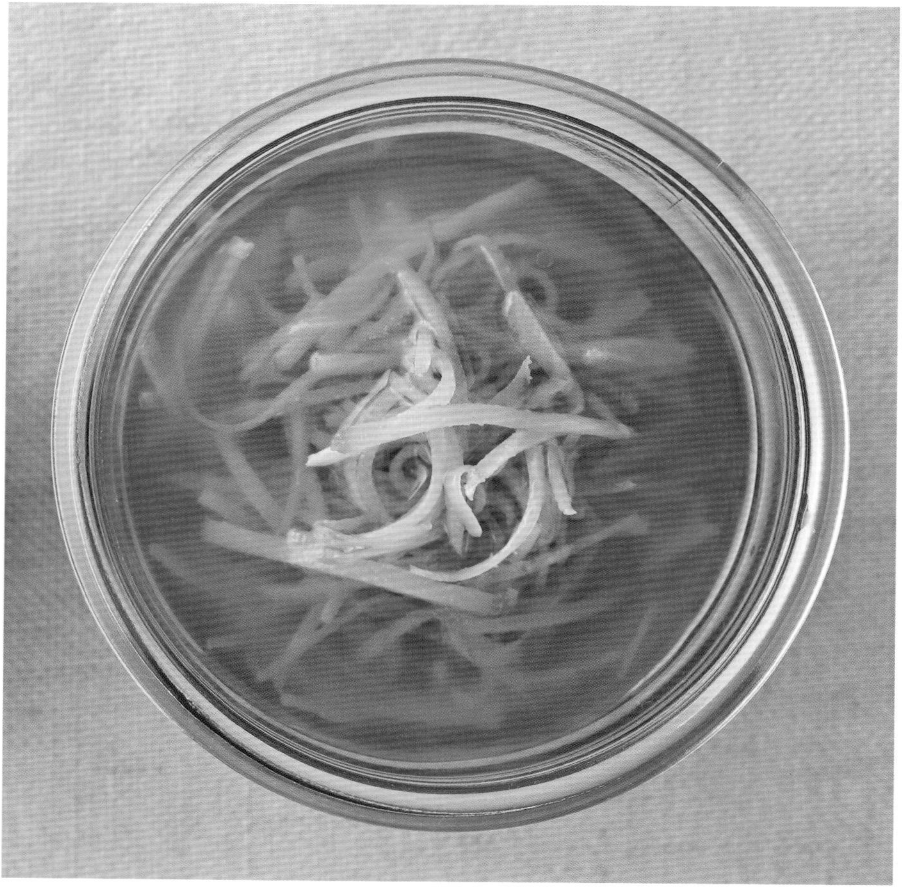

材料（作りやすい分量）

しょうが … 5かけ（約50g）
オリーブオイル … ½カップ
酢　塩

1 しょうがの下ごしらえをする

しょうがは皮つきのまません切りにする。

2 炒めて漬ける

フライパンにオリーブオイル大さじ½を入れ、中火で熱する。しょうがを入れ、しんなりとするまで1分ほど炒めて火を止める。保存容器に残りのオリーブオイル、しょうがと、酢¼カップ、塩小さじ⅔を入れて混ぜ、3時間以上おいて味をなじませる。

（大さじ1で64kcal、塩分0.3g）

保存の目安：**清潔な容器に入れ、冷蔵で1カ月ほど。使うときは清潔なスプーンで取り出して。**

アレンジ

しいたけをマリネして

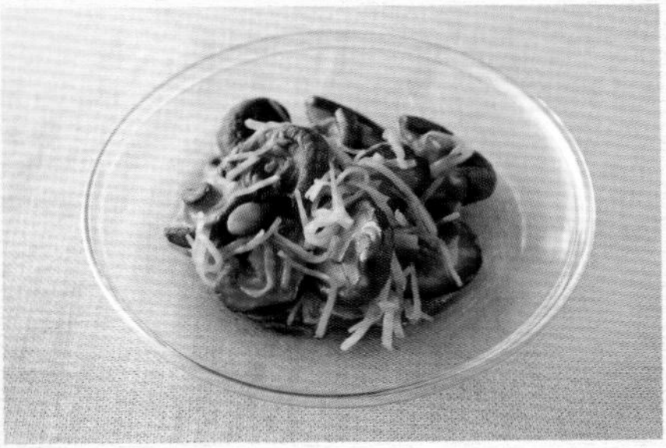

材料（2人分）と作り方

❶　ボールに「しょうが酢オイル」大さじ4を入れる。生しいたけ9個（約150g）は石づきを切り落とし、半分に切る。

❷　フライパンに①のしょうが酢オイルのオイルのみを入れ、強めの中火で熱する。しいたけを並べ入れ、両面を3 分くらいずつ焼く。塩、こしょう各少々をふってさっと炒め、①のボールに加えて粗熱を取る。

（1人分142kcal、塩分0.7g）

アレンジ

キャベツと蒸して

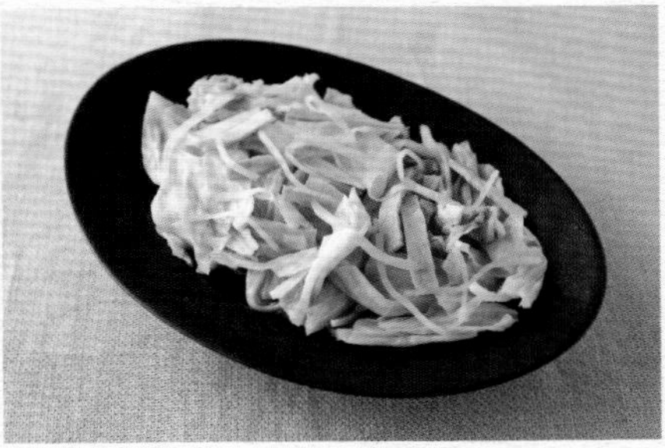

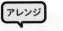

材料（2人分）と作り方

❶　キャベツの葉4枚（約200g）は一口大に切る。ハム2枚は細切りにする。フライパンにキャベツ、ハムを順に広げ、「しょうが酢オイル」大さじ1を回しかける。

❷　ふたをして強火にかけ、ふつふつとしたら弱火にする。途中一度混ぜ、しんなりするまで5分ほど蒸す。

（1人分94kcal、塩分0.6g）

おかかしょうがだれ

細かくして加えた削り節で、うまみがぐんと増します。
卵焼きやおひたしなど、和風料理と相性が◎。

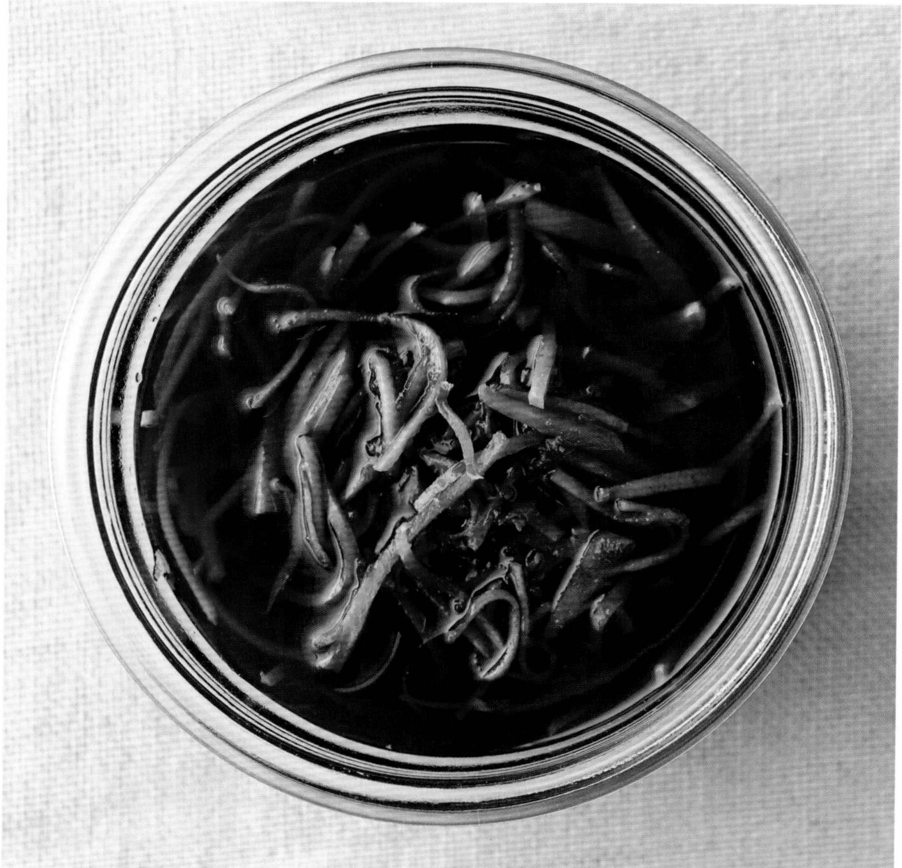

材料（作りやすい分量）

しょうが … 5かけ（約50g）
削り節 … 1パック（約2.5g）
みりん　酒　しょうゆ

1 材料の下ごしらえをする

しょうがは皮つきのまません切りにする。口径約15cmの耐熱のボールに削り節を入れ、ラップをかけずに電子レンジで1分加熱する。取り出して粗熱を取り、手でもんで細かくする。

2 調味料を煮立たせてしょうがを漬ける

小鍋にみりん¼カップ、酒½カップを入れて中火にかける。煮立ったらさらに2分ほど加熱し、アルコールをとばす。しょうゆ½カップと**1**の削り節、しょうがを加えて混ぜ、ひと煮立ちさせて火を止める。3時間以上おいて味をなじませる。
（大さじ1で27kcal、塩分1.3g）

保存の目安：清潔な保存容器に入れ、冷蔵で約1カ月。使うときは清潔なスプーンで取り出して。

アレンジ

卵焼きの具に

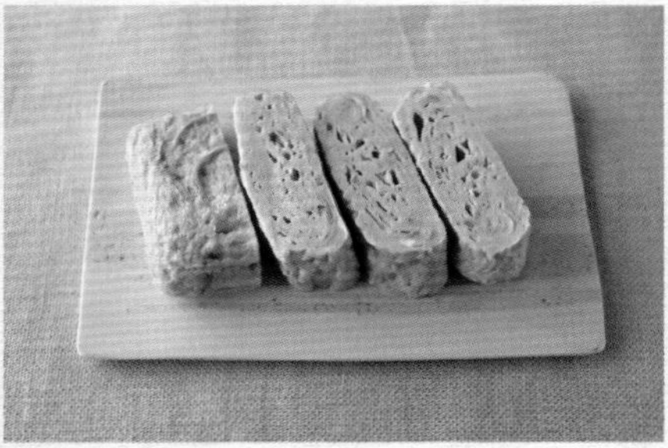

材料（2人分）と作り方

❶　ボールに卵3個を割りほぐし、「おかかしょうがだれ」大さじ1と水大さじ2を加えて混ぜる。

❷　卵焼き器にサラダ油小さじ1を薄く塗り、中火で熱する。卵液の¼量を全体に流し入れ、半熟状になったら奥から手前に3等分に折りたたむ。奥に寄せ、あいたところにサラダ油を薄く塗る。残りの卵液の⅓量を流し入れ、卵焼きの下に広げて同様に焼く。残りも同様に焼く。　（1人分145kcal、塩分0.9g）

アレンジ

ゆでたほうれん草にかけて

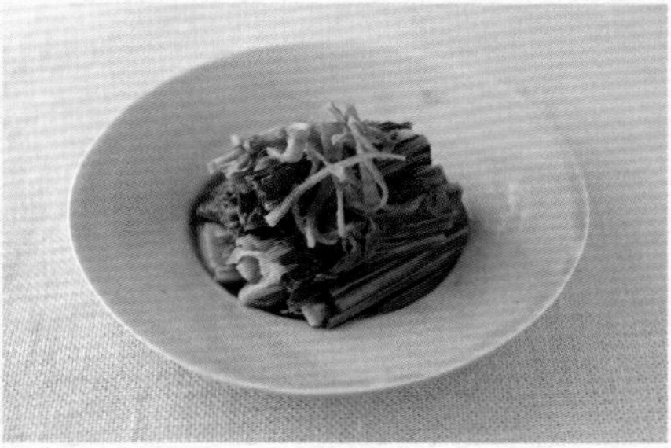

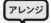

材料（2人分）と作り方

❶　ほうれん草（小）1わ（約150g）は根元に十字に切り込みを入れ、水にさらして汚れを取り除く。

❷　鍋にたっぷりの湯を沸かして塩少々を加え、ほうれん草を入れて1～2分ゆでる。冷水にとってさまし、水けを絞って長さ5cmに切り、さらに水けを絞る。器に盛り、「おかかしょうがだれ」大さじ1をかける。
（1人分28kcal、塩分0.7g）

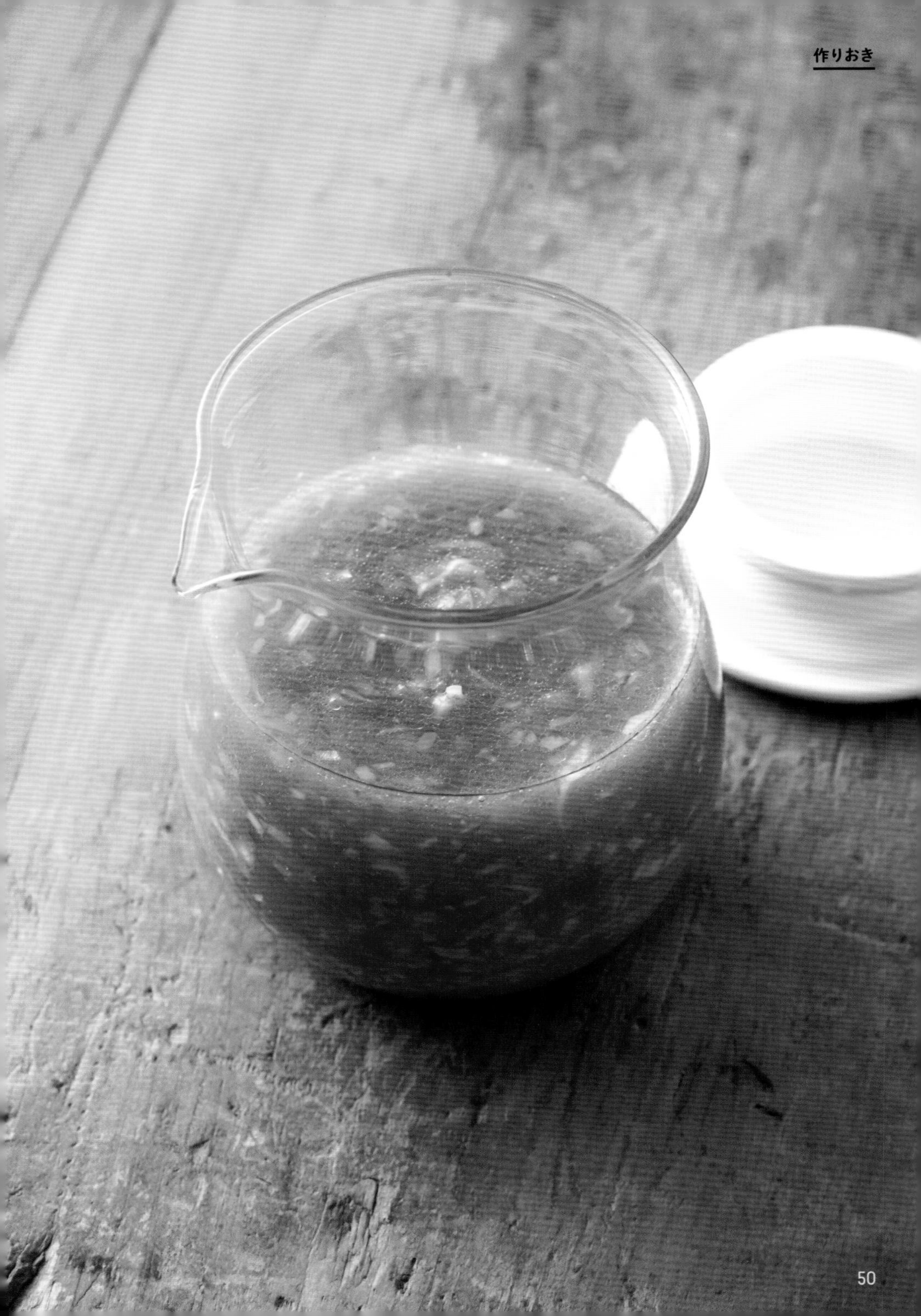

梅しょうがドレッシング

梅の酸味としょうがの香りがさわやかなドレッシング。
サラダはもちろん、肉や魚のソースにも活用できます。

材料（作りやすい分量）
しょうがのみじん切り
　… 2かけ分（約20g）
梅干し（大）… 5個（正味75～80g）
ねぎのみじん切り … 50g
サラダ油　酢　塩

梅干しは種を取り除き、包丁で細かくたたく。ボールに梅肉、しょうが、ねぎと、サラダ油、酢各½カップ、塩小さじ½を入れ、よく混ぜ合わせて密閉容器に入れる。すぐに使えるが、半日ほどおくと、より味がなじむ。
（大さじ1で57kcal、塩分0.9g）

保存の目安：清潔な密閉容器に入れ、冷蔵で約1カ月。

アレンジ

ゆで鶏のソースに

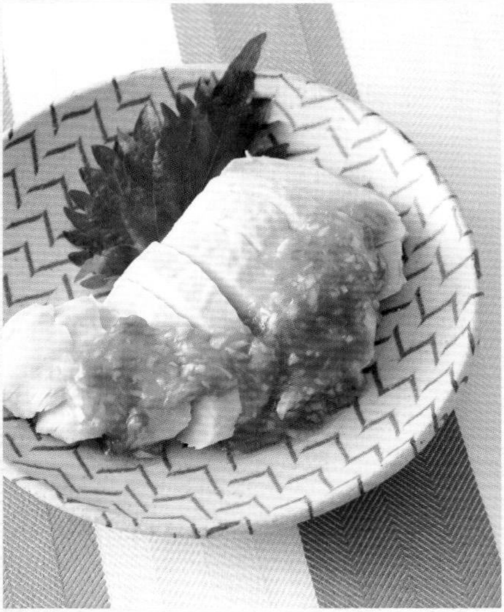

ゆでた鶏胸肉や鶏ささ身にかけるだけで、さっぱりとしたメインのおかずになります。

アレンジ

和風サラダに

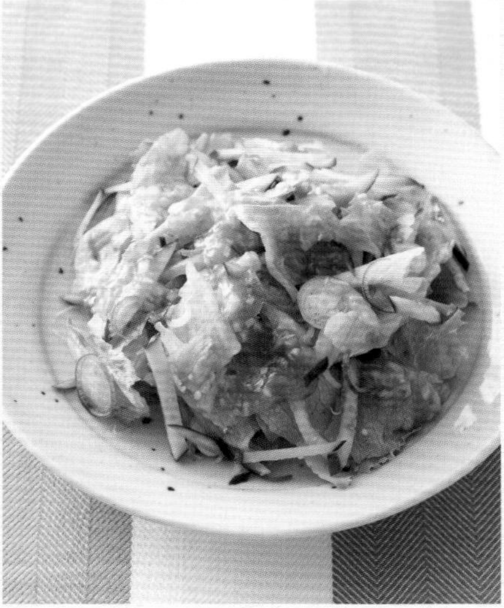

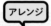

きゅうりやレタスなどの生野菜にかければ、梅としょうがの風味がきいたさわやかな一品に。

社長&イワシカちゃんに聞いた！

もっと楽しむ 岩下の新生姜® ②ひらめき編

新生姜 de ちょいたしアレンジ

そのままでももちろんおいしい「岩下の新生姜®」。手軽に楽しむアレンジとして、市販品にちょいたしするアレンジも、X（Twitter）で話題になりました。思わず試してみたくなる意外な組み合わせを紹介します。

市販のポテサラに混ぜるだけ！

岩下さん「岩下の新生姜の活用法として、X（Twitter）でも人気なのが『市販のポテサラに、岩下の新生姜を刻んで混ぜる』技！ポテトサラダのまろやかさと、さわやかな新生姜が合うんです。いつものポテトサラダがワンランク上のおいしさになりますよ」

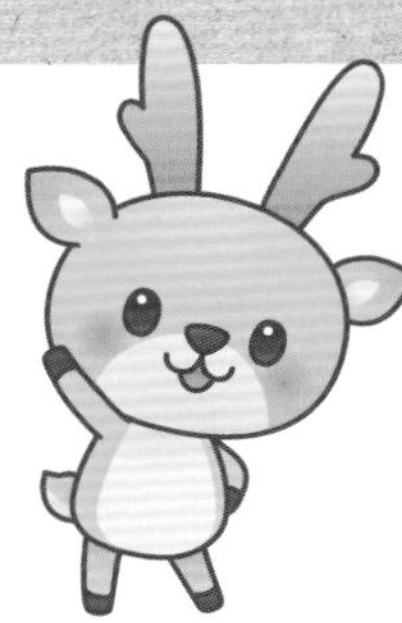

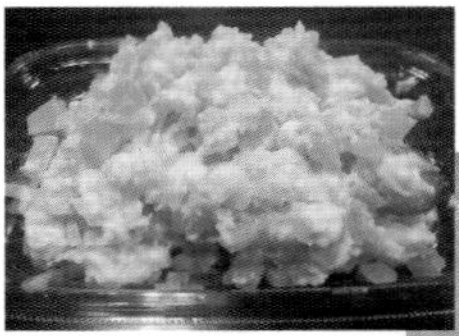

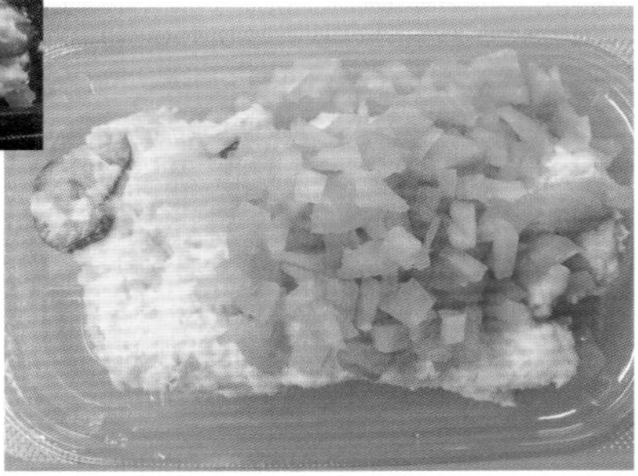

市販のポテトサラダに角切りの「岩下の新生姜®」を混ぜるだけ。

一度は試して！ラーメン・ハンバーガー×岩下の新生姜

岩下さん「実は、インスタントラーメンやハンバーガーとも相性がいい。ラーメンに入れると、こってりとあっさりの味のバランスがよくて、飽きずに食べられます。シーフードヌードルが合いますよ（笑）。また、ネット記事も評判を呼びましたが、チーズハンバーガーにはさむのもおいしいんです」

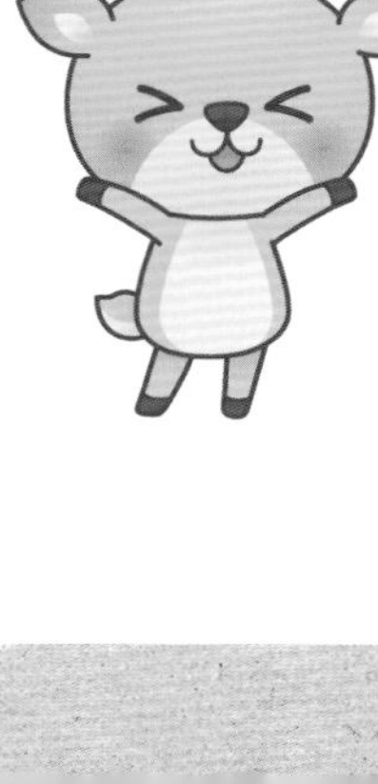

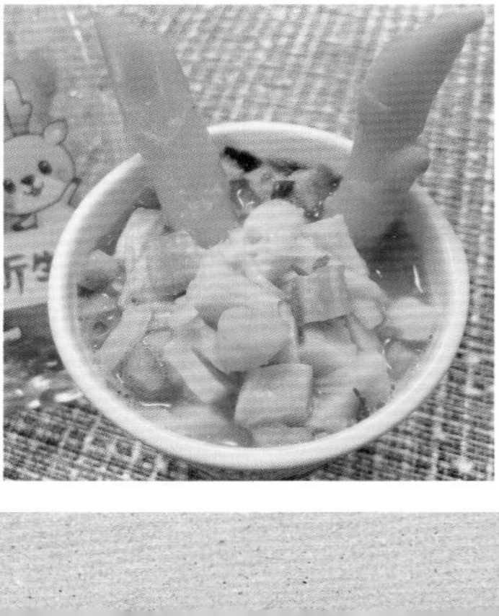

しょうがレシピ

3 おかず

食べると体がぽかぽかしてくること
間違いなしの、しょうがたっぷりのおかず。
日々の晩ごはんのメニューにどうぞ。

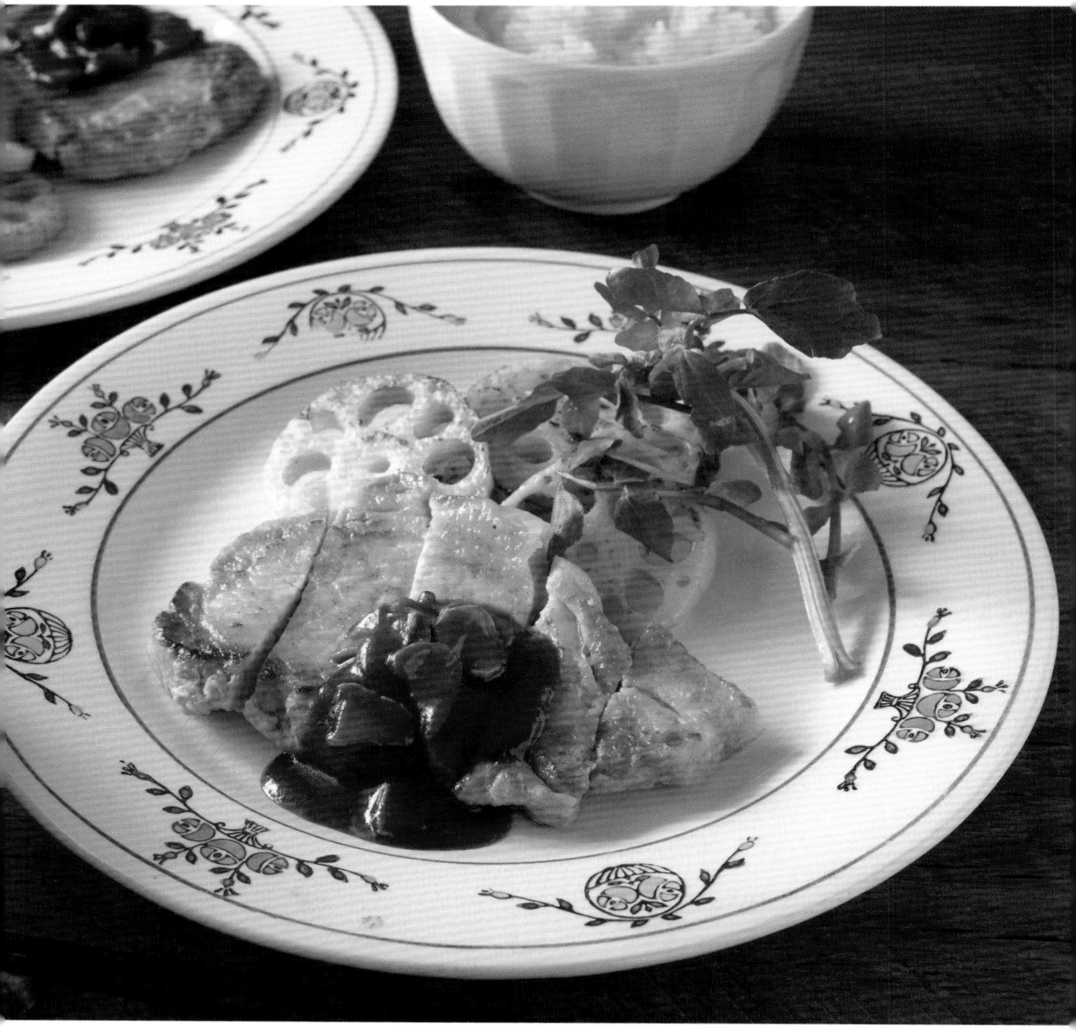

ジンジャーポークソテー

しょうがの風味をしっかりと油にうつし、全体にまとわせて。
スパイシーな香りが、ドミグラス風のソースと好相性。

材料（2人分）

しょうが … 2かけ（約20g）
豚ロース肉（とんカツ用）
… 2枚
れんこん（小）
… 1節（約100g）
ケチャップソース
［トマトケチャップ … 大さじ2
**　中濃ソース、酒 … 各大さじ1**
クレソン … 適宜
塩　こしょう　小麦粉　サラダ油

1 材料の下ごしらえをする

しょうがは皮つきのまま薄い半月切りにする。れんこんは皮をむいて幅1cmの輪切りにし、水に5分ほどさらして水けをよく拭く。豚肉は赤身と脂身の間に4〜5カ所切り目を入れて筋を切る。塩、こしょう各少々をふり、小麦粉を薄くまぶす。

2 しょうがを揚げ焼きにする

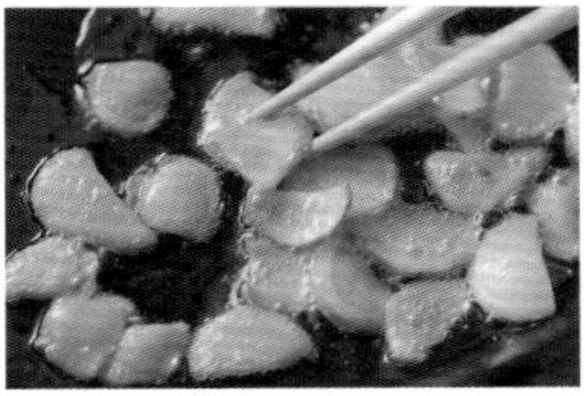

フライパンにしょうがと、サラダ油大さじ1を入れ、弱火で熱する。薄い焼き色がつき、甘い香りがしてくるまで3〜5分揚げ焼きにし、油をきって取り出す。

3 豚肉、野菜を焼いてソースを作る

同じフライパンを弱めの中火で熱し、豚肉、れんこんを並べ入れる。焼き色がつくまで4分ほど焼いて裏返し、弱火にして2〜3分焼く。豚肉を食べやすく切り、れんこんとともに器に盛ってクレソンを添える。フライパンに**2**のしょうがと、ケチャップソースの材料を加えて中火にかけ、ひと煮して豚肉にかける。

（1人分389kcal、塩分1.7g）

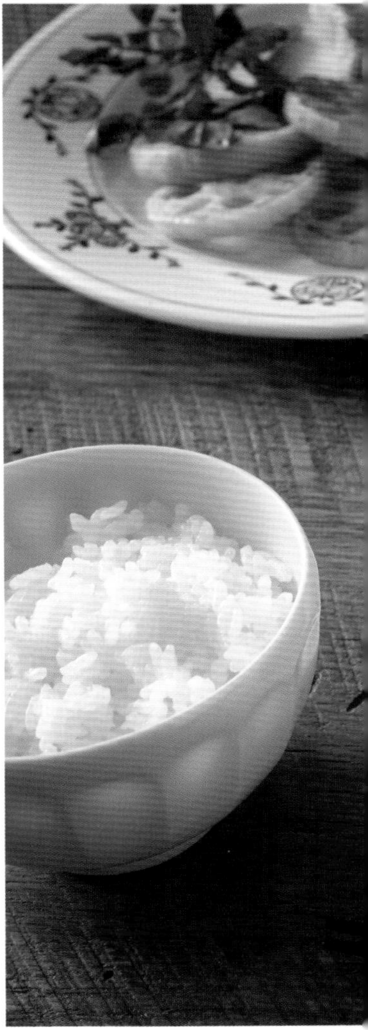

チーズ inしょうがバーグ

肉だねの真ん中にチーズをイン。
切り分けると、しょうが入りの肉汁とともに、とろりと流れ出します。

材料（2人分）

しょうがのすりおろし（皮ごと）
… 2かけ分（約20g）
合いびき肉 … 200g
玉ねぎのみじん切り
… 大¼個分（約70g）
牛乳 … 大さじ2
スライスチーズ … 2枚
下味
酒、みそ … 各大さじ1
こしょう … 少々
ベビーリーフ … 適宜
バター　パン粉　サラダ油

1 材料の下ごしらえをする

耐熱のボールに玉ねぎとバター小さじ1を入れてラップをかけ、電子レンジで1分ほど加熱してさます。別のボールにパン粉大さじ4を入れ、牛乳を加えてふやかす。チーズは1枚ずつ正方形の4つ折りにして室温にもどしておく。

2 たねを作り、成形する

1のパン粉のボールにひき肉、玉ねぎ、しょうが、下味の材料を加えて手でよく練り混ぜ、2等分にする。両手でキャッチボールをするようにして空気を抜き、丸く薄くのばす。中心に**1**のチーズをのせて包み、厚さ2cmの小判形に整える。

3 ハンバーグを焼く

フライパンにサラダ油少々を中火で熱し、**2**のたねを入れて2分ほど焼く。裏返して1分ほど焼き、ふたをして弱火で3〜4分蒸し焼きにする。器に盛り、ベビーリーフを添える。

（1人分416kcal、塩分1.9g）

ポイント

スライスチーズ

スライスチーズは溶けるタイプのものを使います。焼き上がりでとろけるようにしっかりと室温にもどし、包むときにはみ出さないように注意して。

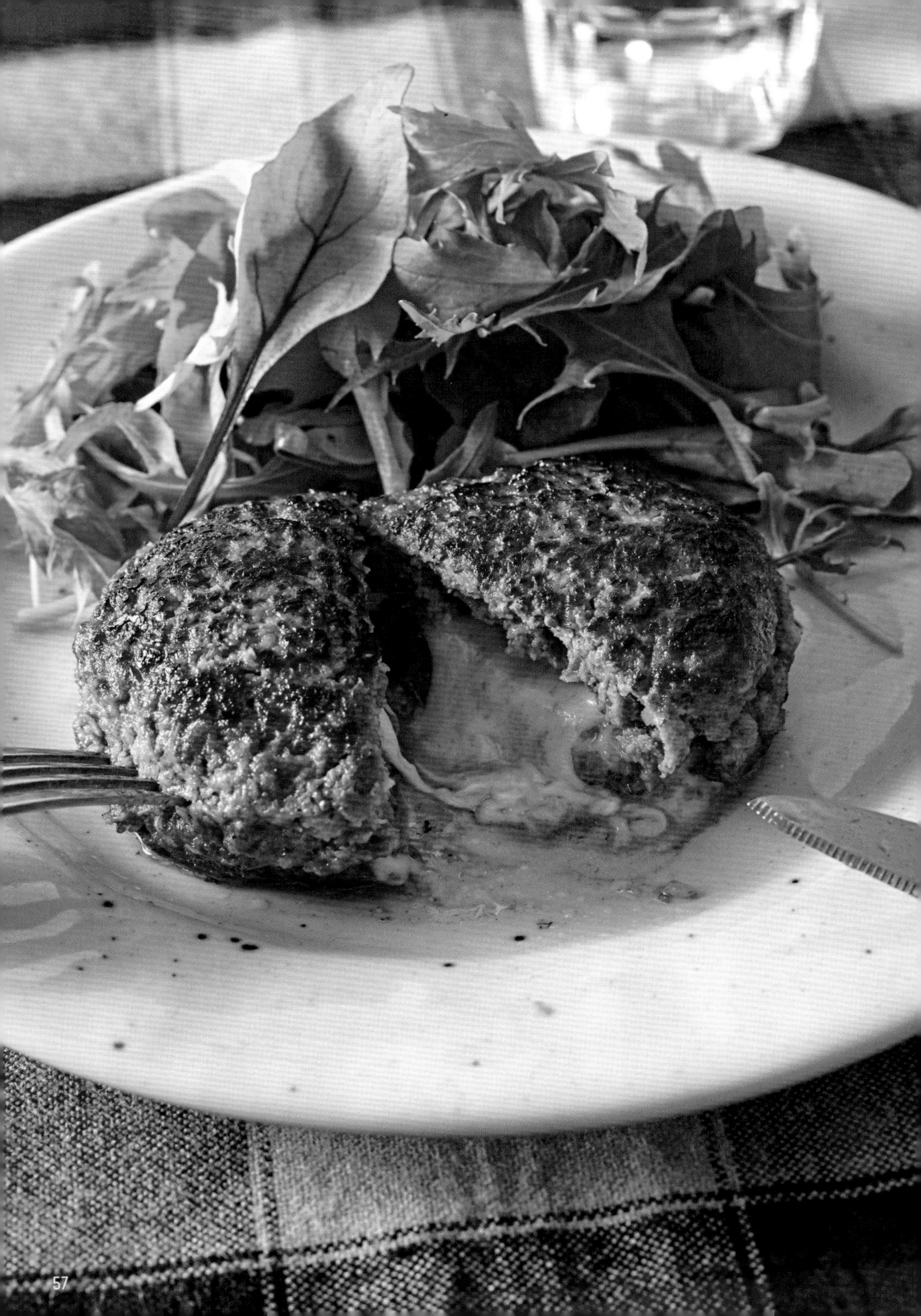

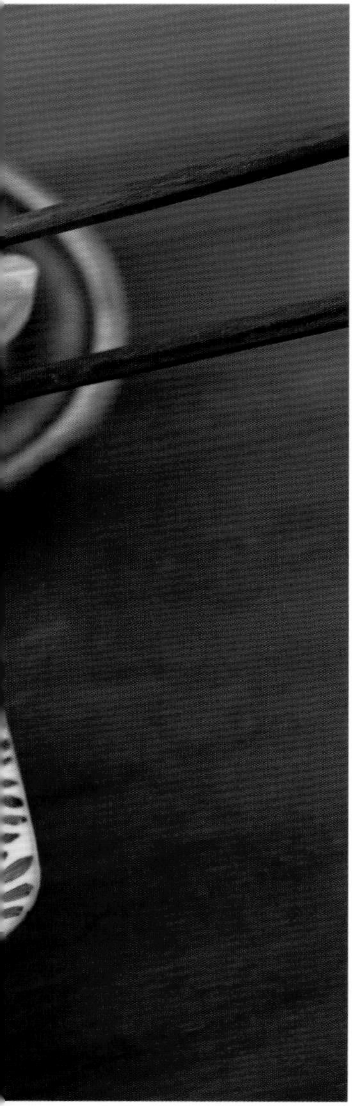

材料（10個分）

しょうがのみじん切り
… 1かけ分（約10g）
豚ひき肉 … 100g
下味
- **酒、ごま油、片栗粉 … 各大さじ½**
- **砂糖 … 小さじ½**
- **塩 … 小さじ¼**
- **こしょう … 少々**

えのきだけのみじん切り
… 小½袋分（約50g）
ピザ用チーズ … 40g
餃子の皮（大判）… 10枚
酢しょうが
- **しょうがのせん切り … 1かけ分（約10g）**
- **酢 … 大さじ1½**

サラダ油　ごま油

1 たねを作り、皮で包む

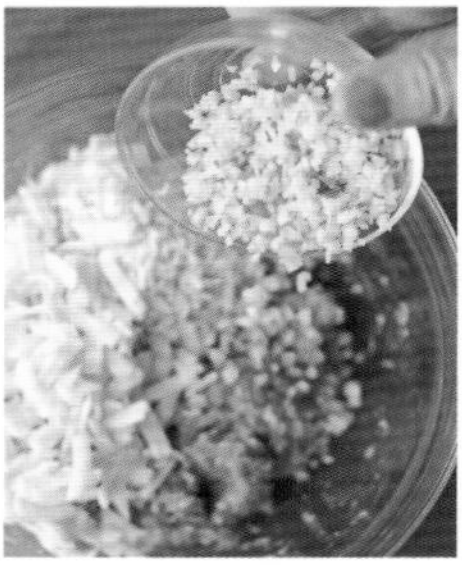

ボールにひき肉と下味の材料を入れて粘りが出るまでよく練り、えのきだけ、ピザ用チーズ、しょうがを加えてさらに混ぜ、たねを作る。餃子の皮の中央にたねを⅒量ずつ縦長にのせる。皮の縁に水をつけ、左右の端を中央に折りたたんで留める。

2 蒸し焼きにする

フライパンにサラダ油大さじ½を強めの中火で熱し、餃子を閉じ目を上にして2列に並べ、薄く焼き色がつくまで1～2分焼く。水½カップを回し入れ、ふたをして、水分がほぼなくなるまで1～2分蒸し焼きにする。

3 仕上げる

ふたを取り、水けがとんだらごま油大さじ½を縁から回し入れ、1～2分こんがりと焼く。器に盛り、酢しょうがの材料を混ぜ合わせて添える。

（1個分88kcal、塩分0.3g）

しょうがチーズ棒餃子

肉だねに入れたしょうが＆チーズが相性抜群。
つけだれの酢しょうがは、食感もいいアクセント！

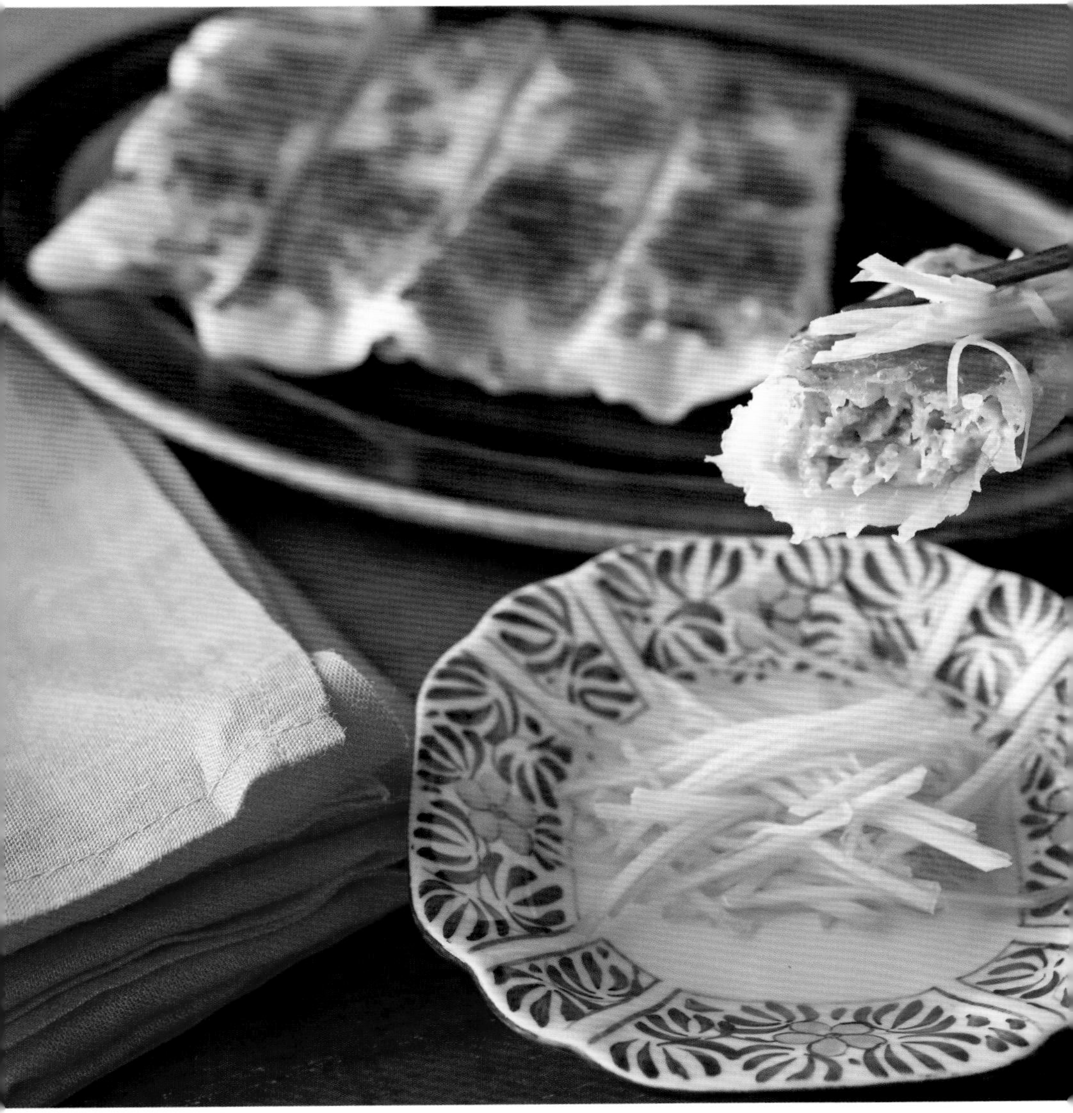

しょうがシュウマイ

水分多めの肉だねは、蒸すとふわっと柔らかに。
強すぎないしょうが味なので、練り辛子をつけて食べても◎。

材料（2人分）

しょうがのすりおろし（皮ごと）
… 2かけ分（約20g）
豚ひき肉 … 150g
玉ねぎのみじん切り
… 大½個分（約180g）
シュウマイの皮 … 12枚
下味
- **水 … 大さじ2～3**
- **酒 … 大さじ1**
- **ごま油 … 小さじ1**
- **塩 … 小さじ¼**
- **こしょう … 少々**

白菜の葉先 … 3～4枚分
片栗粉　酢　しょうゆ

1 肉だねを作る

玉ねぎはペーパータオルなどに包んで流水で洗い、水けをよく絞る。ボールに入れて片栗粉大さじ1をまぶし、ひき肉、しょうが、下味の材料を加えて手でよく練り混ぜ、肉だねを作る。

2 皮でたねを包む

左手の親指と人さし指で輪を作ってシュウマイの皮1枚をのせる。スプーンなどで、肉だねの1/12量を皮の上にのせ、輪の中に押し込むようにして包む。残りも同様に包む。

3 フライパンで蒸す

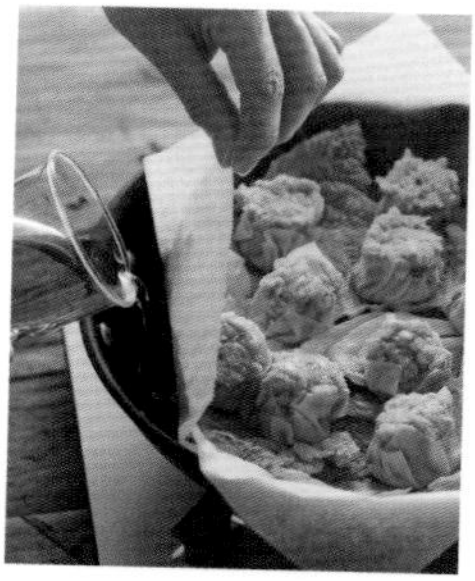

フライパンにオーブン用シートを敷き、白菜を全体に広げて敷く。**2**のシュウマイを間隔をあけて並べ、オーブン用シートの下に水⅔カップを注ぐ。ふたをして中火で熱し、水がふつふつと沸いたら、火をやや弱めて水がなくなるまで10分ほど蒸す。器に盛り、酢じょうゆ適宜を添える。

（1人分304kcal、塩分1.4g）

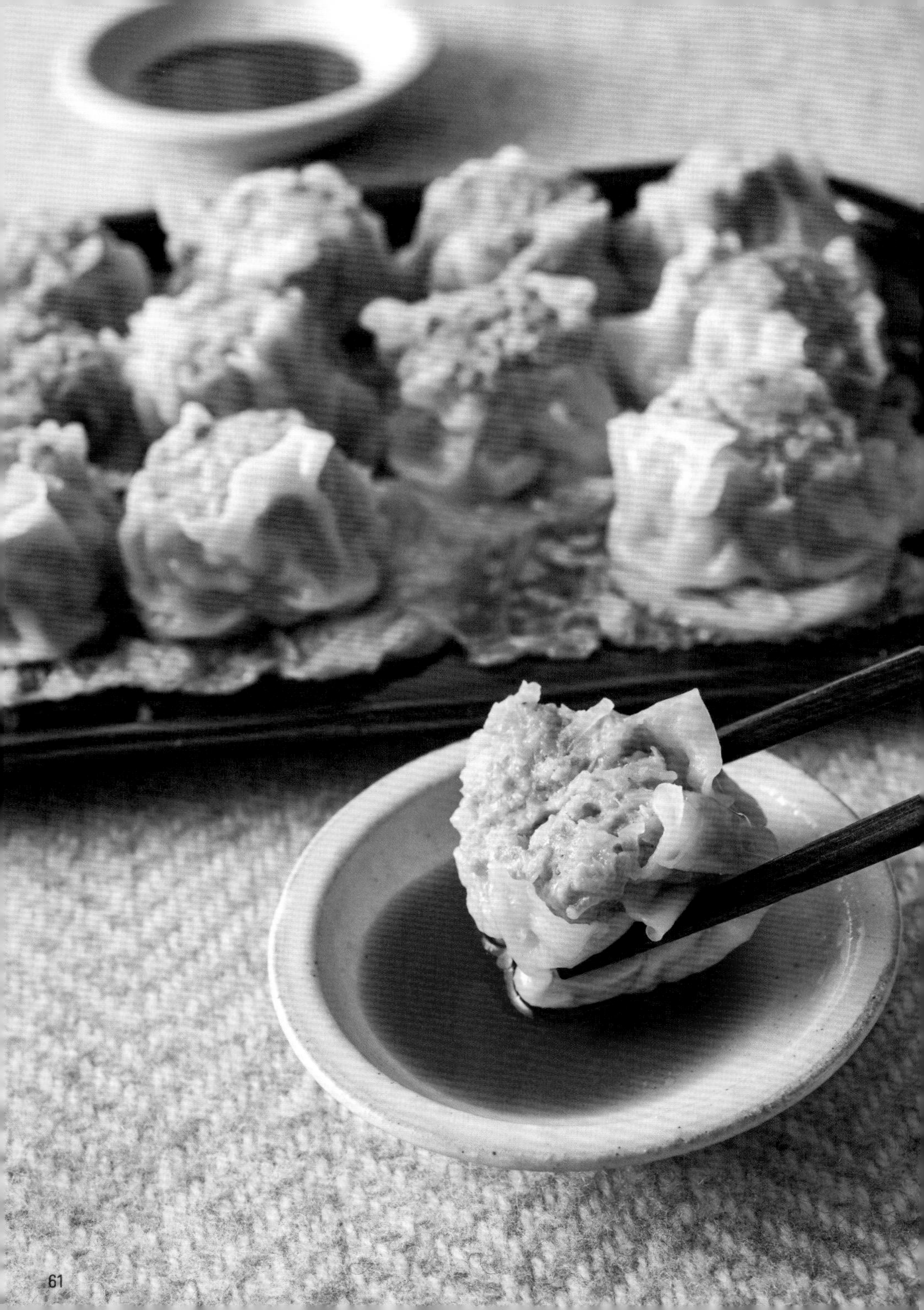

しょうがたっぷり
青椒肉絲《チンジャオロウスー》

細切りにしたエリンギを使い、食感に変化をつけて。
たっぷりのしょうがを具として食べるのが斬新！

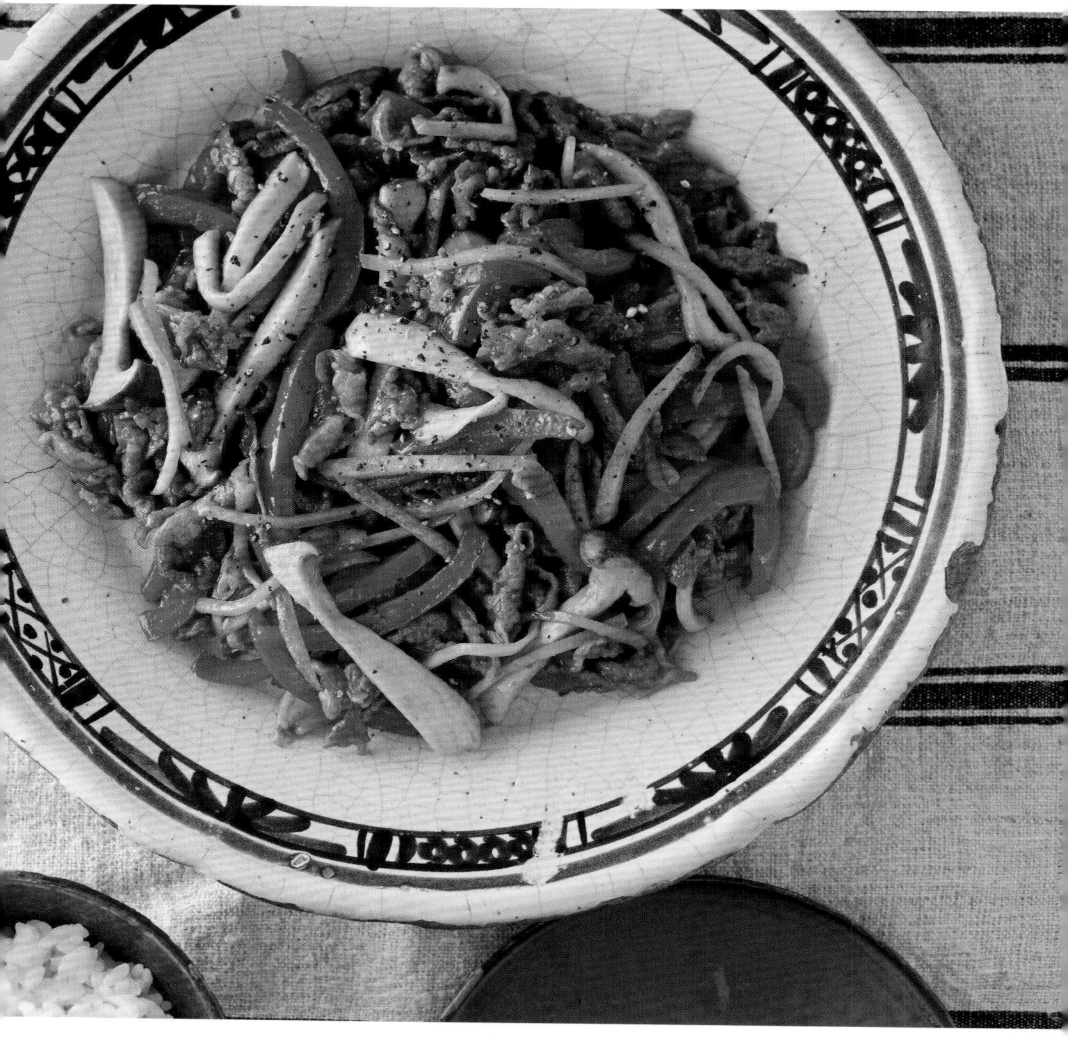

材料（2人分）

しょうが … 4かけ（約40g）
牛こま切れ肉 … 120g
エリンギ … 1パック（約100g）
赤パプリカ … 1個（約150g）
下味
- 片栗粉、酒、ごま油 … 各小さじ1

合わせ調味料
- にんにくのすりおろし … 少々
- オイスターソース … 大さじ1
- しょうゆ、酒 … 各大さじ½
- 砂糖、片栗粉 … 各小さじ¼
- 粗びき黒こしょう … 少々

ごま油　粗びき黒こしょう

1 材料の下ごしらえをする

しょうがは皮つきのまません切りにする。エリンギは長さを半分に切り、縦に幅5mmに切る。パプリカは縦半分に切ってへたと種を取り、縦に幅5mmに切る。牛肉は大きければ食べやすく切り、下味の材料をもみ込む。合わせ調味料の材料を混ぜる。

2 しょうがと野菜を炒める

フライパンにごま油大さじ1を強めの中火で熱し、エリンギ、パプリカ、しょうがを入れて、野菜がしんなりとするまで2〜3分炒める。

3 牛肉を加えて炒め、調味する

しょうがと野菜を端に寄せ、あいたところに牛肉を加えて炒める。肉の色が半分変わったら、合わせ調味料をもう一度混ぜてから加え、全体にからめながらざっと炒める。器に盛り、粗びき黒こしょう少々をふる。

（1人分311kcal、塩分1.7g）

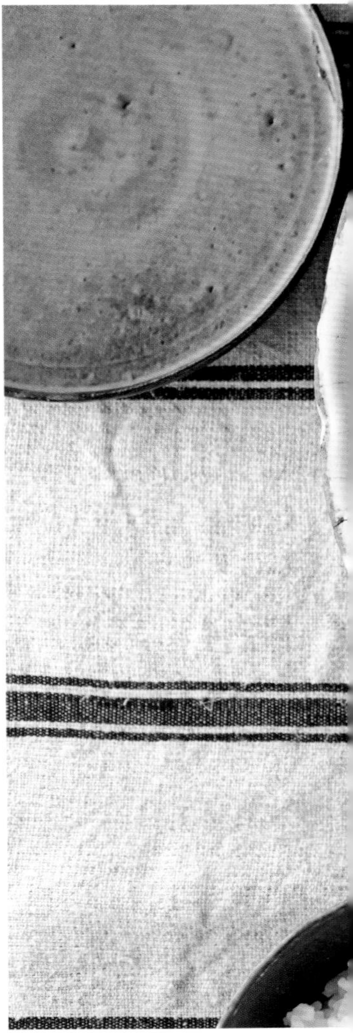

しょうが肉じゃが

ほくほくで味しみしみの肉じゃがの仕上げに、しょうがを加えて。
すっきりとしたひと味違うおいしさになります。

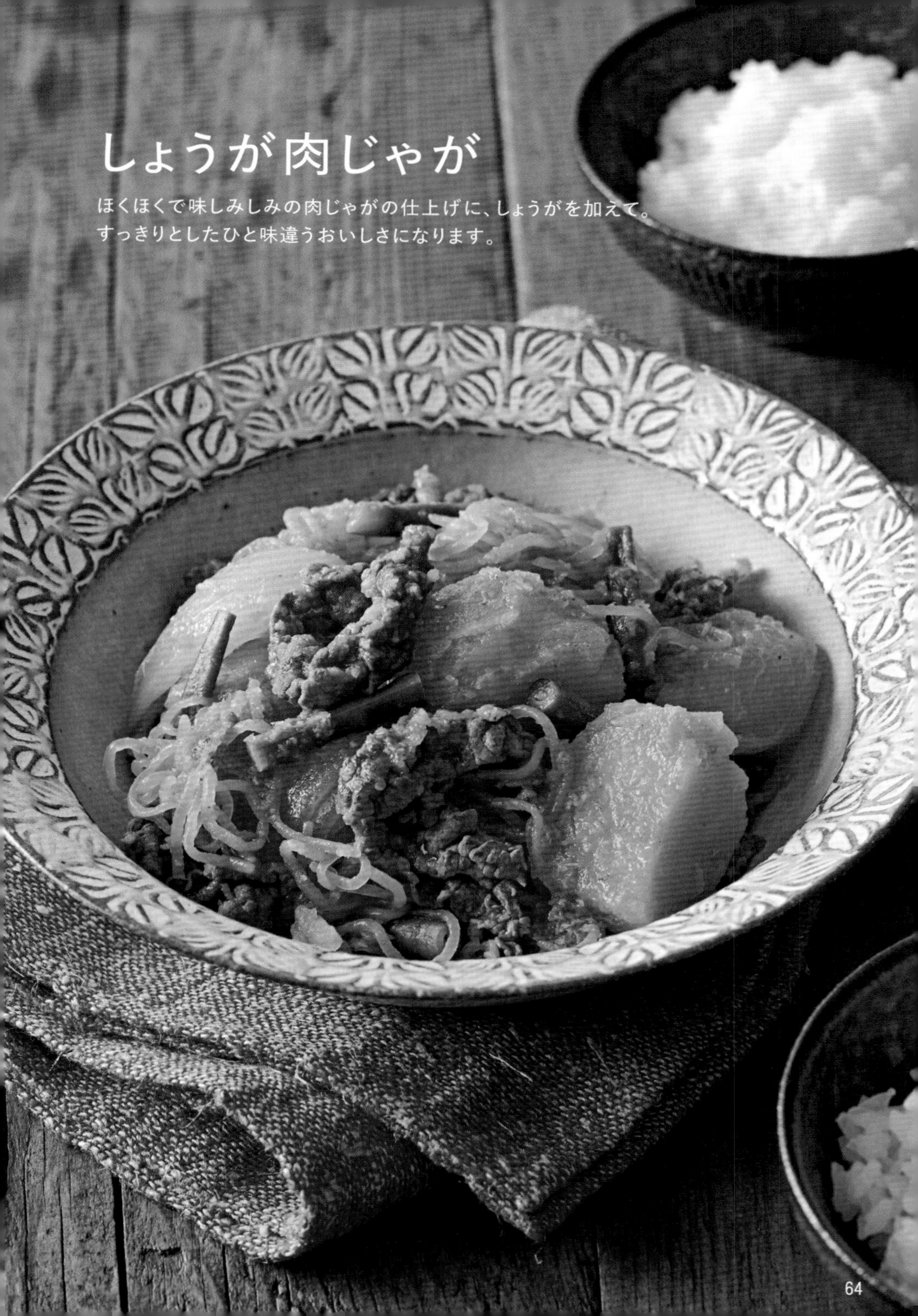

材料（2～3人分）
しょうがのすりおろし（皮ごと）
　… 2かけ分（約20g）
牛こま切れ肉 … 200g
じゃがいも … 3個（約400g）
しらたき … 1袋（約200g）
玉ねぎ（小） … 1個（約150g）
さやいんげん … 8本
塩　サラダ油　酒　みりん
砂糖　しょうゆ

1 材料の下ごしらえをする

じゃがいもは皮をむいて4等分に切り、水に10分ほどさらして水けを拭く。しらたきはざるに上げて塩適宜をふってもみ、洗う。かぶるくらいの水とともに鍋に入れて中火にかけ、煮立ってから5分ほどゆでる。ざるに上げてさまし、長さ6～7cmに切る。玉ねぎは縦半分に切り、さらに縦3等分のくし形に切る。いんげんはへたを切って長さ3cmに切り、塩適宜を入れた湯で1分ほどゆでてざるに上げる。

2 材料を炒めて煮る

フライパンにサラダ油大さじ½を中火で熱し、牛肉を入れてほぐしながら炒める。肉の色が変わったら、しらたき、じゃがいもを加えてさっと炒め、玉ねぎを加えてさっと炒める。酒大さじ2、水1カップを加え、煮立ったら、みりん大さじ2、砂糖大さじ½を加えて混ぜ、ふたをして弱火で7～8分煮る。

3 おろししょうがを加えて仕上げる

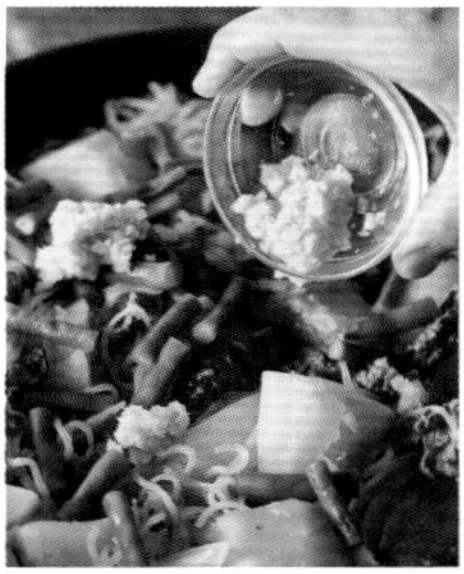

しょうゆ大さじ2⅓を加えて混ぜ、ふたをして弱火で7～8分煮る。いんげんとしょうがを加えてざっくりと混ぜ、さっと煮て器に盛る。
（⅓量で385kcal、塩分2.1g）

しょうがとかぼちゃの肉巻き

ほくほくのかぼちゃと薄切りのしょうがを肉でくるり。
ポン酢で味つけするので手軽です。

材料（2人分）

しょうが … 4かけ（約40g）
豚ロース薄切り肉
… 12枚（約200g）
かぼちゃ … ⅛個（約150g）
ポン酢しょうゆ … 大さじ1½
フリルレタス … 適宜
小麦粉　ごま油

1 しょうがとかぼちゃを肉で巻く

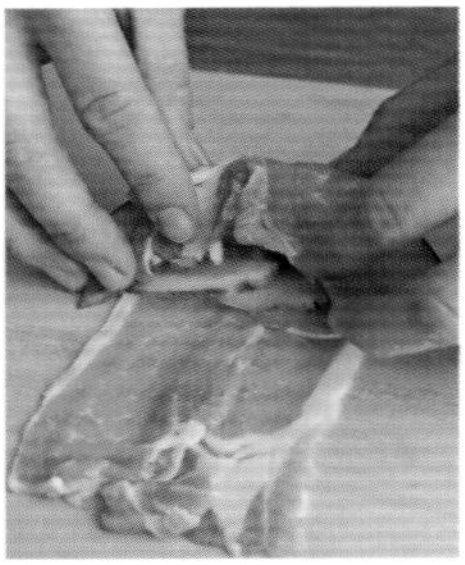

しょうがは皮つきのまま薄切りにする。かぼちゃはわたと種を取り、6等分になるよう、縦に幅1cmくらいに切る。豚肉2枚を、端が少し重なるようにまな板に縦長に置く。手前にしょうがの⅙量を横長に並べ、かぼちゃ1切れをのせる。手前から巻き、手でかるく握ってなじませる。残りも同様にし、小麦粉を茶こしを通して表面に薄くふる。

2 フライパンで焼く

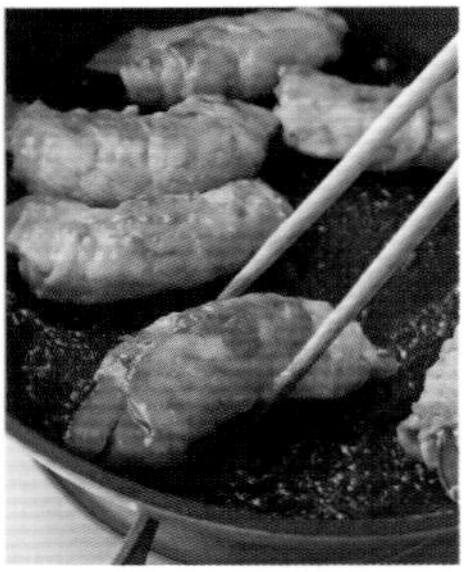

フライパンにごま油大さじ½を強めの中火で熱し、**1**の肉巻きを巻き終わりが下になるように並べ入れる。ときどき返しながら3分ほど、薄く色づくまで焼く。

3 蒸し焼きにし、ポン酢をからめる

水大さじ3を加えてふたをし、ごく弱火にする。途中上下を一度返し、竹串がすっと通るまで10～12分蒸し焼きにする。ふたを取ってポン酢を加え、強めの中火にして、裏返しながらほとんど汁けがなくなるまでからめる。器に盛り、レタスを添える。

（1人分376kcal、塩分1.1g）

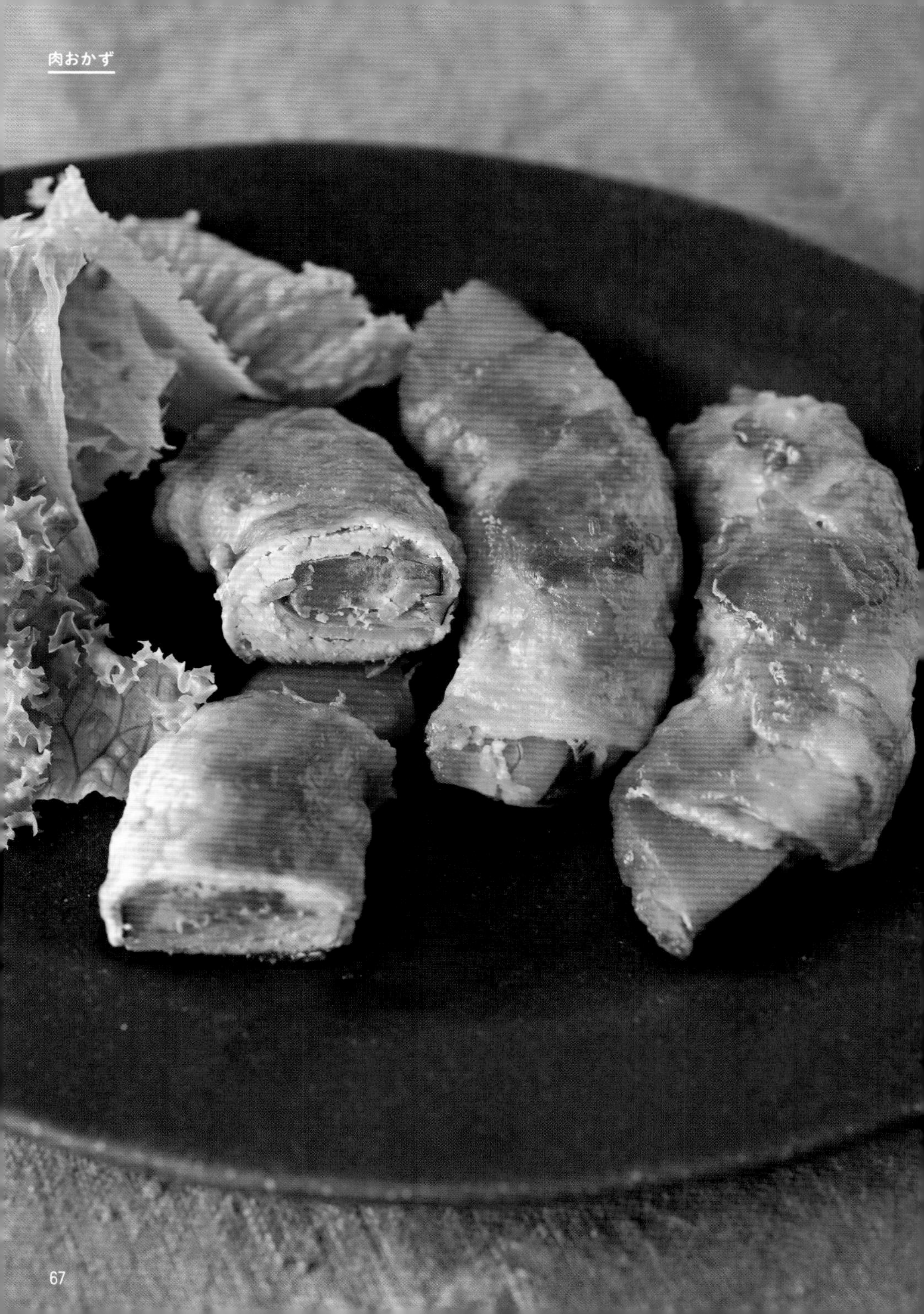

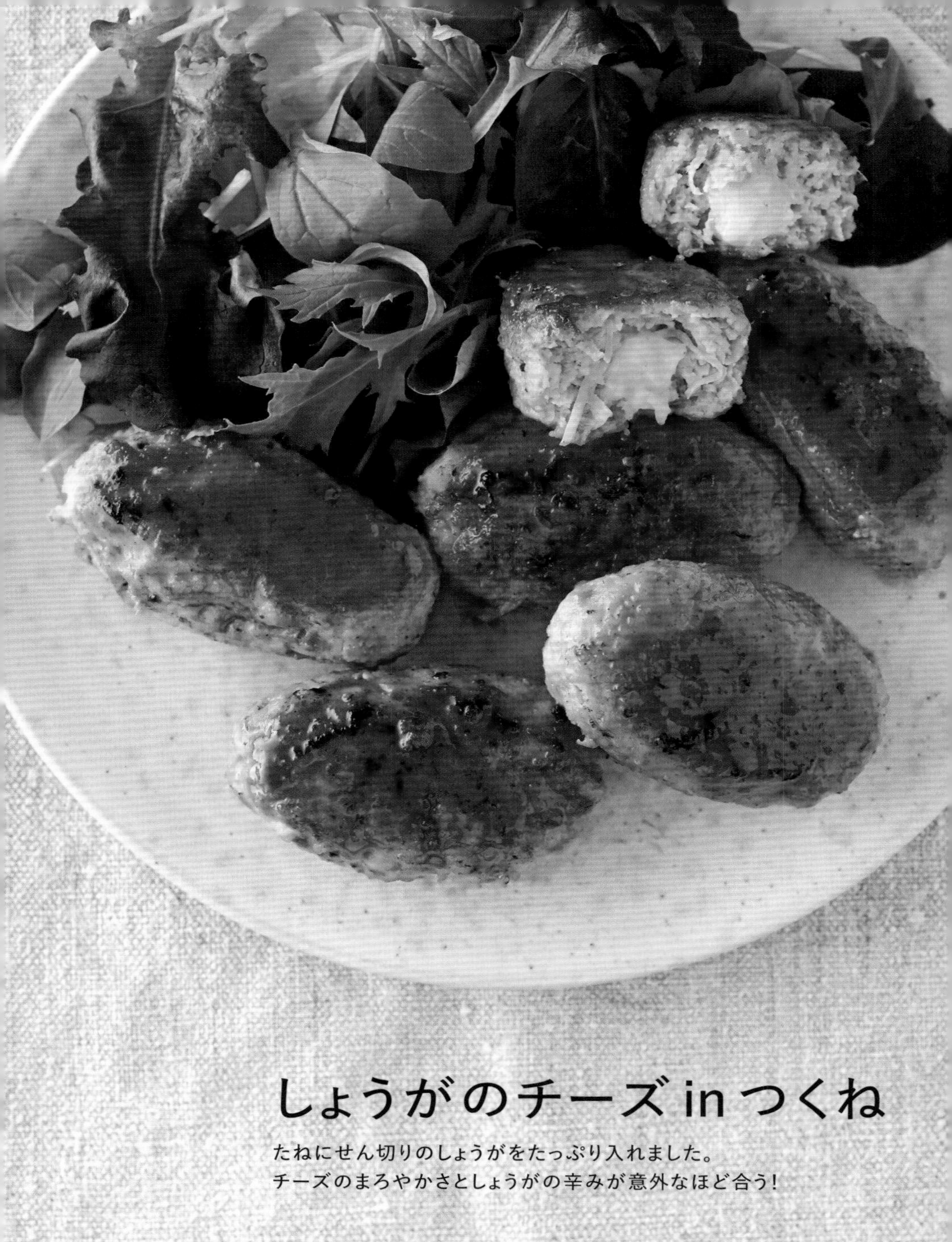

しょうがのチーズinつくね

たねにせん切りのしょうがをたっぷり入れました。
チーズのまろやかさとしょうがの辛みが意外なほど合う!

材料（2人分）

たね

- 鶏ひき肉 … 250g
- しょうが … 3かけ（約30g）
- 玉ねぎのみじん切り … ⅙個分（約30g）
- パン粉 … ¼カップ
- 溶き卵 … ½個分
- 砂糖、しょうゆ … 各小さじ1
- 水 … 大さじ1

プロセスチーズ … 50g

たれ

- みりん、酒、水 … 各大さじ1½
- しょうゆ … 小さじ2½
- 砂糖 … 小さじ½

ベビーリーフ … 適宜

小麦粉　サラダ油

1 材料の下ごしらえをする

しょうがは皮つきのまません切りにする。プロセスチーズは6等分になるよう1.5cm角の棒状に切る。バットに、小麦粉を茶こしを通して薄くふる。たれの材料を混ぜる。

2 たねを作り、チーズを包む

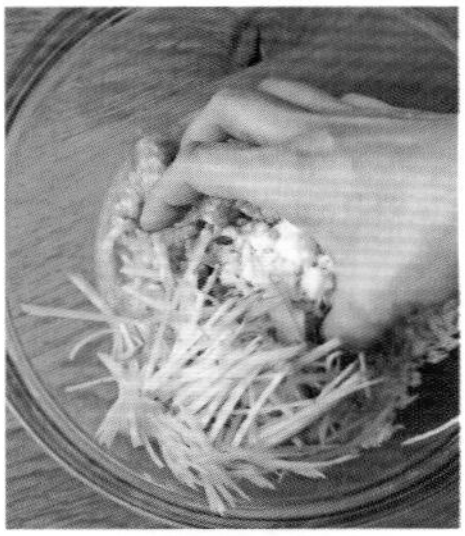

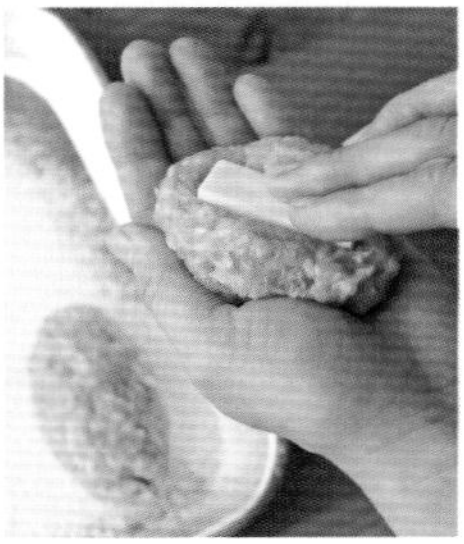

ボールにたねの材料を入れ、粘りが出るまで手でよく練り混ぜる。手に水をつけ、たねの⅙量をざっとだ円形にして手のひらにのせる。チーズ1切れを中央にのせておおうように包み、厚さ約2cmのだ円形に整えて、下準備したバットにのせる。残りも同様にし、小麦粉を茶こしを通して上からも薄くふる。

3 フライパンで焼き、たれをからめる

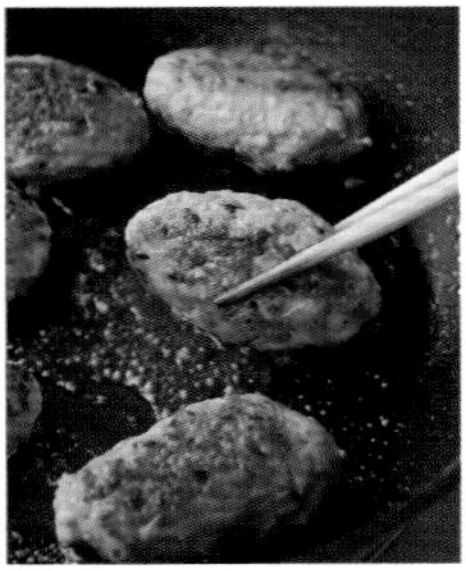

フライパンにサラダ油大さじ½を中火で熱し、たねを並べ入れて、こんがりとするまで両面を2〜3分ずつ焼く。ペーパータオルで余分な油を拭き取り、たれを加えて強火にする。たねを返しながら、照りが出るまで全体にからめる。器に盛り、ベビーリーフを添える。

（1人分444kcal、塩分2.5g）

厚切り豚の
ケチャップしょうが焼き

定番のしょうが焼きにケチャップでこくをプラス。
肉の両面に切り込みを入れ、柔らかく食べやすく仕上げます。

材料（2人分）
しょうがのすりおろし（皮ごと）
… 2かけ分（約20g）
豚ロース肉（とんカツ用）
… 2枚（約250g）
下味
[酒、しょうゆ … 各大さじ½
かぶ … 1個
ミニトマト … 4個
サラダ油　酒　しょうゆ
トマトケチャップ

1 豚肉と野菜の下ごしらえをする

豚肉は脂身と赤身の間に、4〜5カ所縦に切り込みを入れて筋を切る。裏面も同様にする。両面に浅く幅5mmの切り込みを斜めに入れる。ボールに入れ、下味の材料を加えて混ぜ、10分ほどおく。かぶは茎を4cmほど残して葉を切り、皮をむいて4等分のくし形に切る。ミニトマトはへたを取る。

2 豚肉を焼き、おろししょうがをからめる

フライパンにサラダ油大さじ½を中火で熱し、**1**の豚肉を、盛りつけたとき上になる面を下にして入れる。こんがりと色よく焼けたら、裏返して同様に焼く。ふたをして弱火にし、3〜4分蒸し焼きにする。酒、しょうゆ、ケチャップ各大さじ1を加えてからめる。しょうがを加えてからめ、食べやすい大きさに切る。器に盛り、かぶとミニトマトを添える。

（1人分404kcal、塩分2.3g）

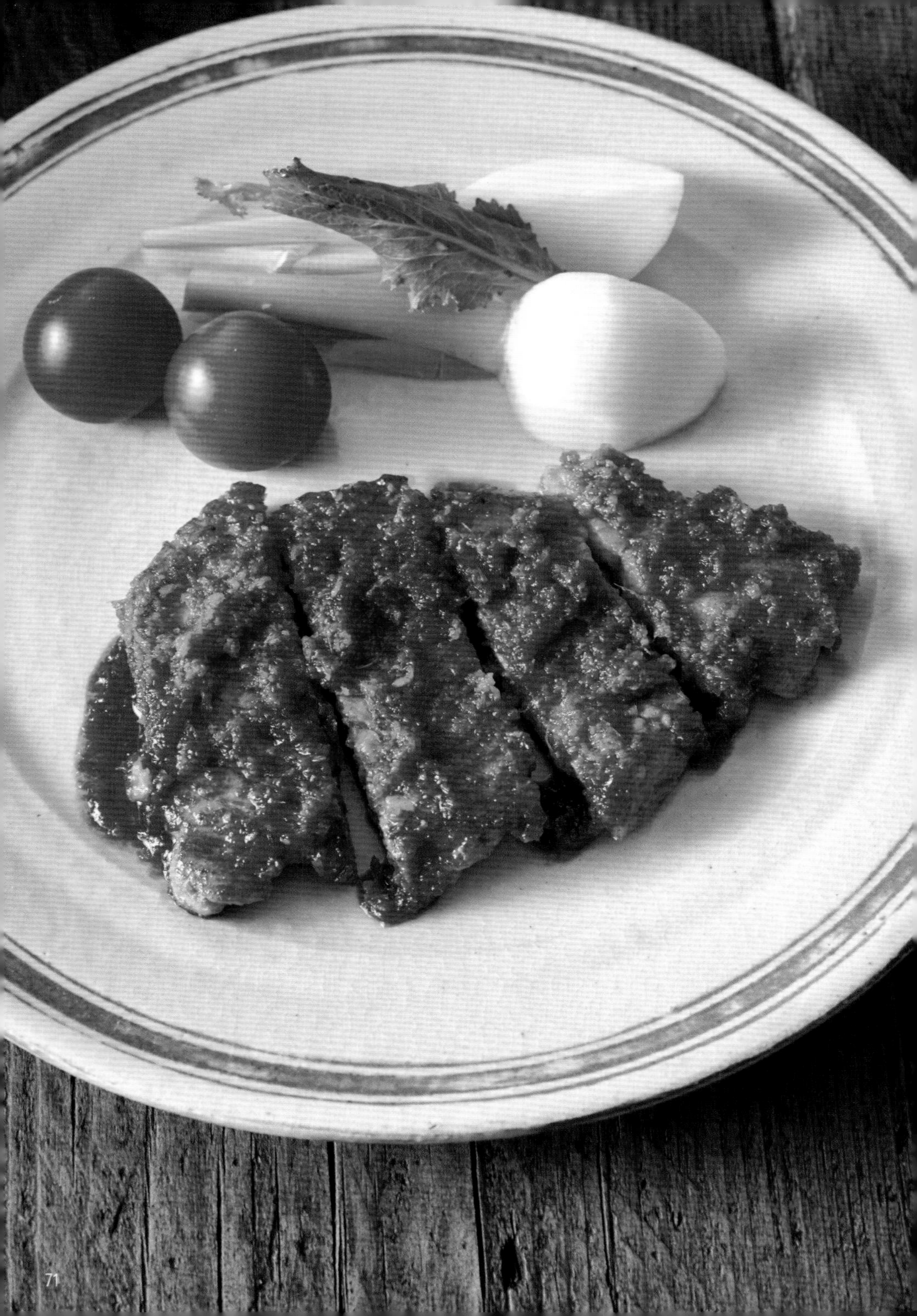

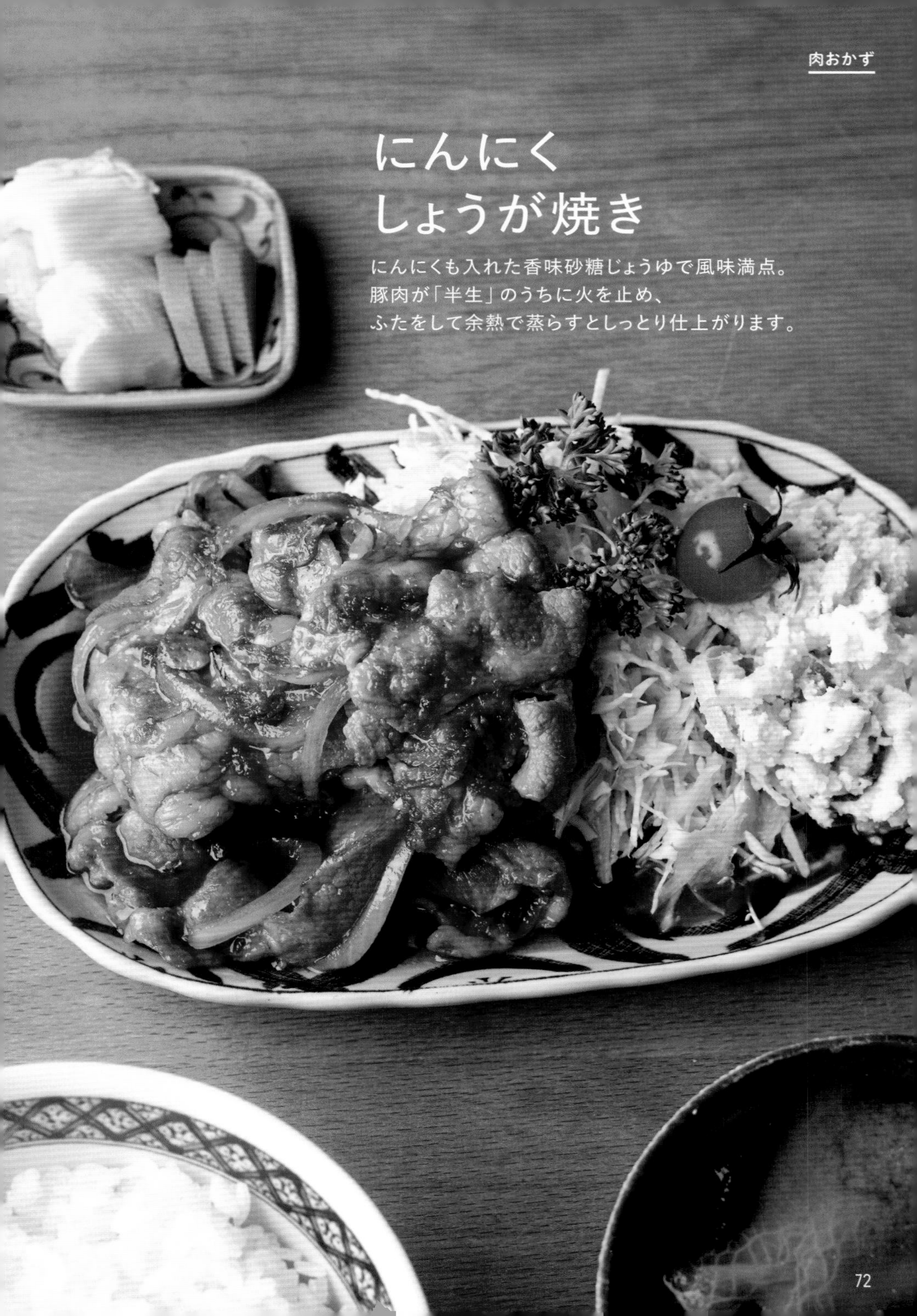

にんにく しょうが焼き

にんにくも入れた香味砂糖じょうゆで風味満点。
豚肉が「半生」のうちに火を止め、
ふたをして余熱で蒸らすとしっとり仕上がります。

材料（2人分）

豚肩ロース薄切り肉（できれば厚さ約3mmのもの）… 250g
玉ねぎ（大）… ⅛個（約30g）
香味砂糖じょうゆ
　しょうがのすりおろし、にんにくのすりおろし … 各1かけ分
　しょうゆ … 大さじ2
　砂糖 … 大さじ1
キャベツ、ミニトマト、パセリなど好みの野菜、好みのサラダ … 各適宜
サラダ油

下ごしらえ

・香味砂糖じょうゆの材料を混ぜる。

ポイント

香味砂糖じょうゆ

たれは「餅にからめるような甘辛じょうゆのイメージ」。堅くなるので、肉を漬け込むのは禁物。

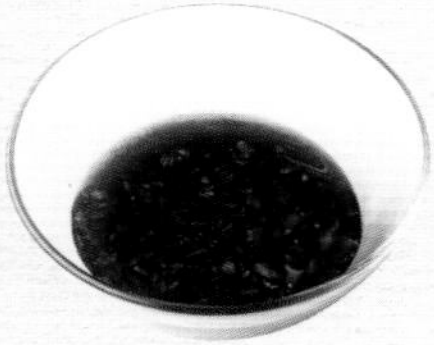

豚肩ロース肉（厚さ約3mm）

全体にさしが入っているため、柔らかく焼き上がる。手に入らない場合は、豚バラ薄切り肉がおすすめ。薄切りのロースは堅くなりやすいので避けて。

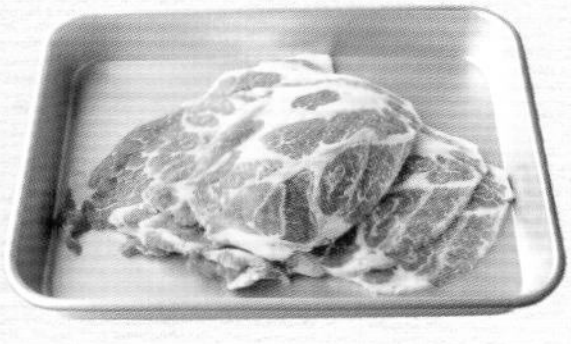

1 玉ねぎを切り、フライパンに肉と玉ねぎを入れる

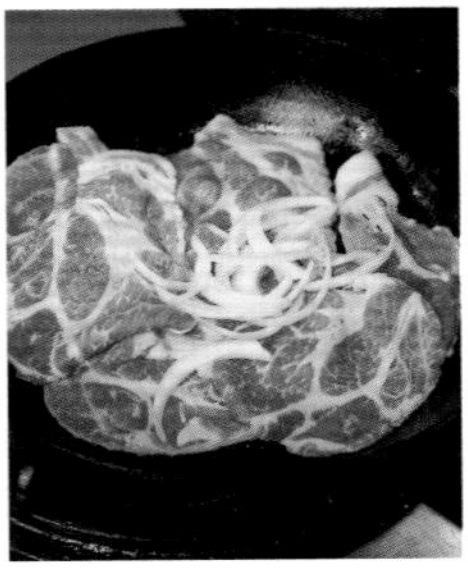

玉ねぎは縦に薄切りにする。フライパンにサラダ油大さじ1を強火で熱する。豚肉を並べ入れ、玉ねぎをのせる。

2 裏返し、裏面を焼く

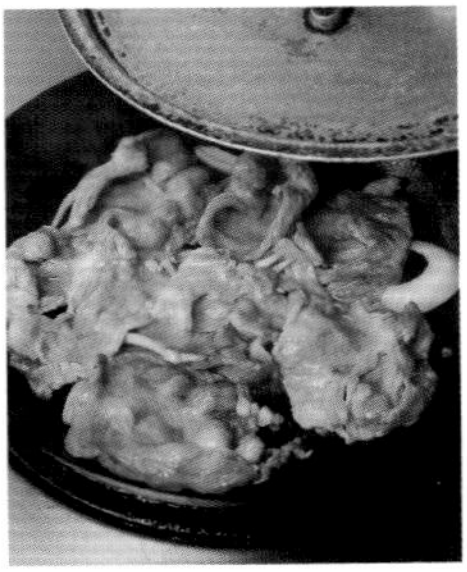

焼き色がついたら裏返し、すぐに火を止める。ふたをして、肉の色が変わるまで1分ほどおく。焼くのは片面だけ。完全に火が通る手前で加熱をやめ、あとは蒸らすのがしっとりさせるコツ。

3 たれを加える

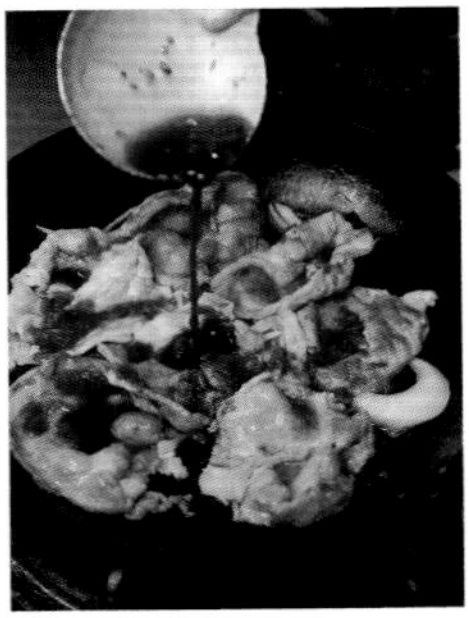

香味砂糖じょうゆを加えて強火にかけ、肉にからめる。たれが煮立ったら、すぐに火を止める。火にかけすぎると肉が堅くなるので注意。器に盛り、好みの野菜、サラダを添える。
（1人分367kcal、塩分2.0g）

材料（2人分）

豚リブロース肉または肩ロース肉
（できれば厚さ約3mmのもの）
… 250g

下味
［塩、こしょう … 各少々

トマトのくし形切り … 1個分（約150g）

玉ねぎ … ½個

甘辛しょうがだれ
［しょうがのすりおろし … ½かけ分
しょうゆ、酒 … 各大さじ2
みりん … 大さじ1
砂糖 … 小さじ2

水菜のざく切り … 適宜

小麦粉　サラダ油

ポイント

甘辛しょうがだれ

トマトから水分が出るので、たれはしっかりとした甘辛味に配合。

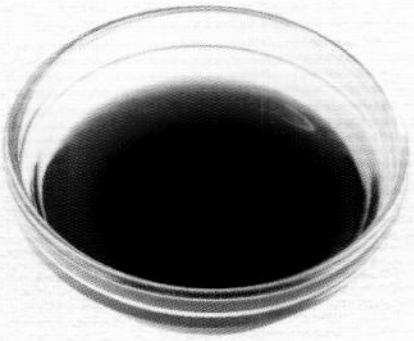

豚リブロース肉（厚さ約3mm）

ロースの中でも肩ロースに近い部分で赤身と脂身のバランスがほどよい。精肉店でカットしてもらっても。肩ロース肉で代用してもOK。

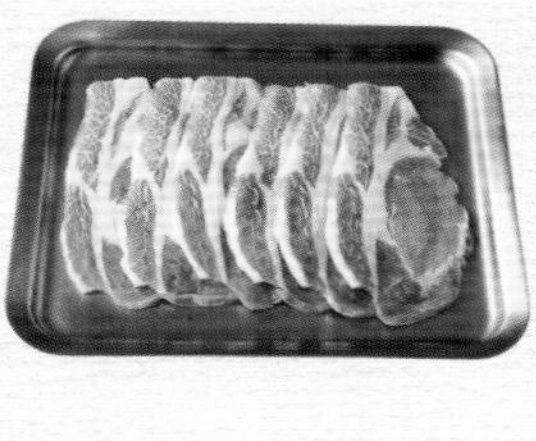

1 下ごしらえをする

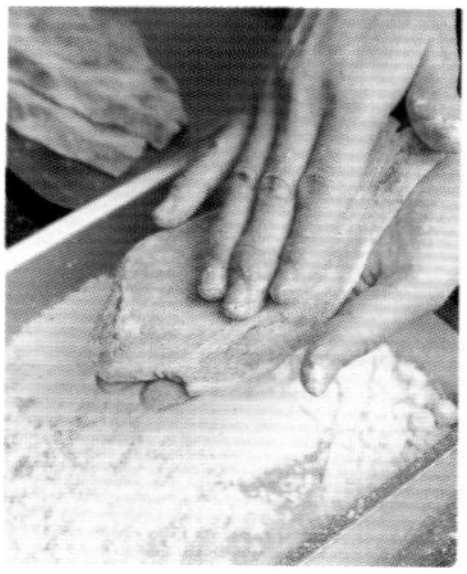

玉ねぎは、縦に幅1cmのくし形に切る。豚肉は脂身と赤身の間の筋を切り、下味の材料を両面にふる。小麦粉大さじ2～3をつけ、余分な粉をはたき落とす。甘辛しょうがだれの材料を混ぜる。

2 豚肉を焼く

フライパンにサラダ油小さじ2を中火で熱する。豚肉を並べ入れ、両面を1分ずつ焼く。先に焼き色がついた肉を、まだ焼けていない肉に重ねると、焼きすぎが防げる。

3 トマトを加える

豚肉をフライパンの端に寄せ、あいたところに玉ねぎ、トマトを加える。トマトが少しくずれるまで、トマト、玉ねぎを1分30秒ほど炒める。トマトは加熱することで甘みが増し、奥深い味に。

4 たれを加える

甘辛しょうがだれを回し入れて煮立て、全体を大きく混ぜて味をからめる。器に盛り、水菜を添える。
（1人分458kcal、塩分3.2g）

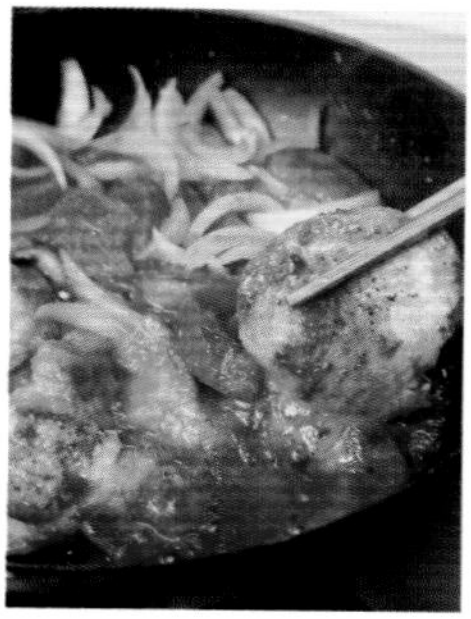

トマトしょうが焼き

ガッツリしているのに、後味はさっぱり。
トマトを入れることで、この二つがかなう！

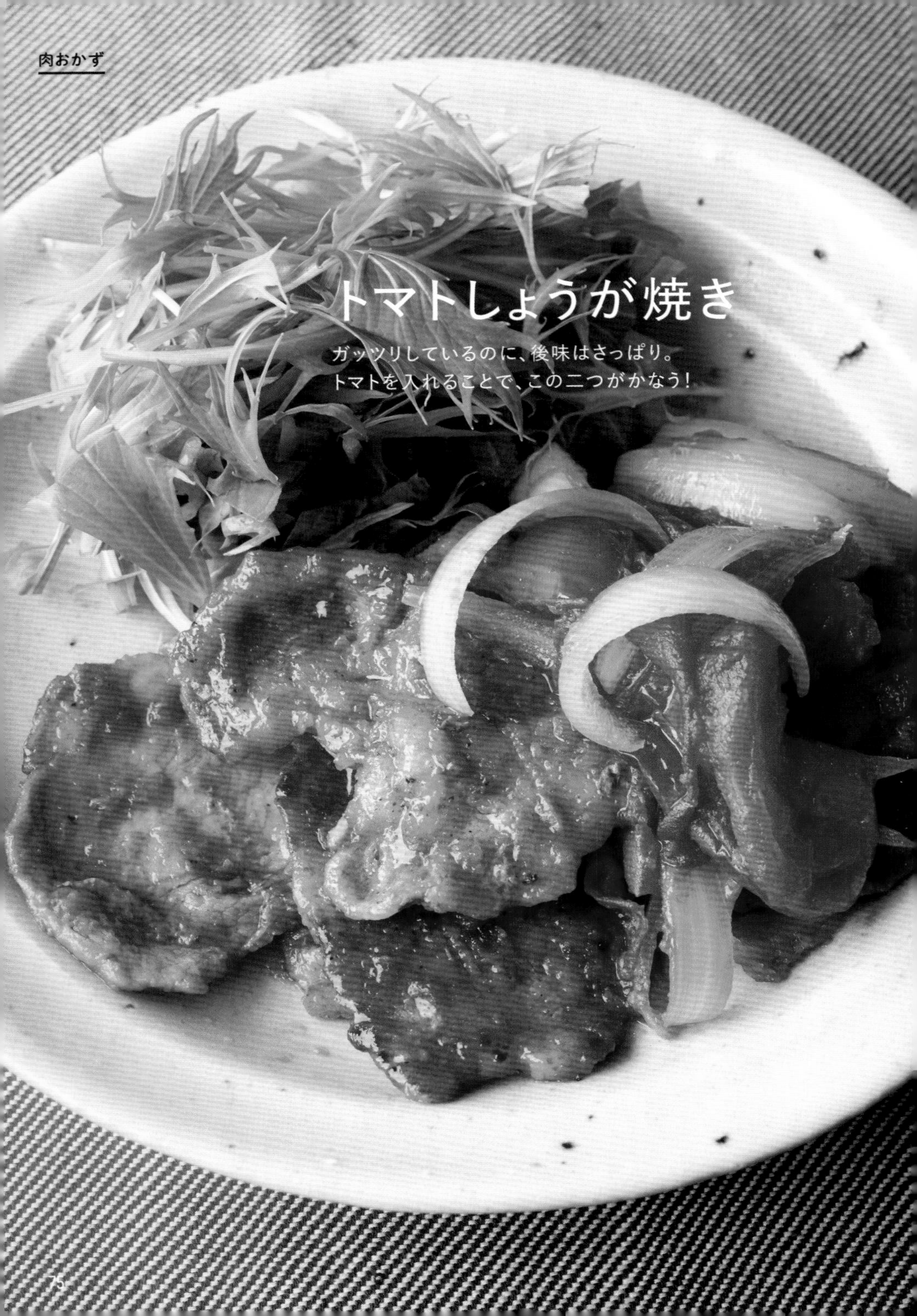

牛肉となすの梅しょうが炒め

野菜と牛肉を梅としょうがでさっぱりと。
酸味と辛みがほどよくきいて、白いご飯がすすみます！

材料（2人分）

しょうがの薄切り（皮ごと）
　… 3かけ分（約30g）
牛こま切れ肉 … 120g
下味
　酒、片栗粉、サラダ油
　　… 各小さじ½
　塩 … 少々
なす … 3〜4個（約300g）
ピーマン … 2個（約70g）
A
　梅干し（塩分14%・
　　種を除いてたたく）
　　… 2個（約大さじ1）
　酒 … 大さじ1
　しょうゆ … 大さじ½
　砂糖 … 小さじ1
サラダ油

1 下ごしらえをする

牛肉は大きければ食べやすく切り、下味の材料をもみ込む。なすはへたを切り、縦4つ割りにして、斜め半分に切る。ピーマンは縦半分に切ってへたと種を取り、幅1cmの斜め切りにする。小さめのボールにAを混ぜる。

2 牛肉を炒める

フライパンにサラダ油少々を強火で熱し、牛肉を入れて色が変わるまで炒めて取り出す。

3 野菜と牛肉を炒め合わせる

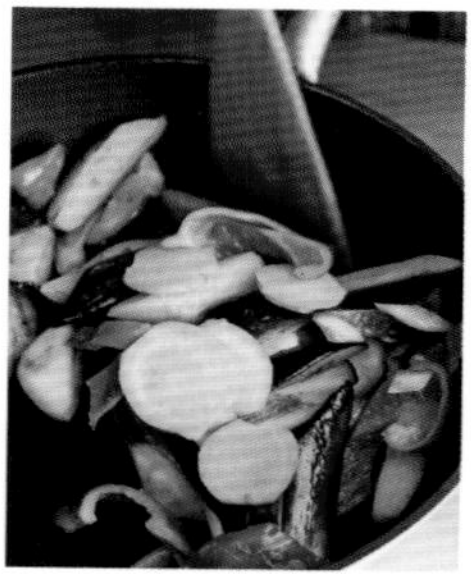

ペーパータオルでフライパンを拭き、サラダ油大さじ2を強火で熱する。なすを入れて3分ほど炒めてから、ピーマン、しょうがを加えて2分ほど炒める。牛肉を戻し入れ、Aを加えて炒め合わせる。

（1人分358kcal、塩分2.1g）

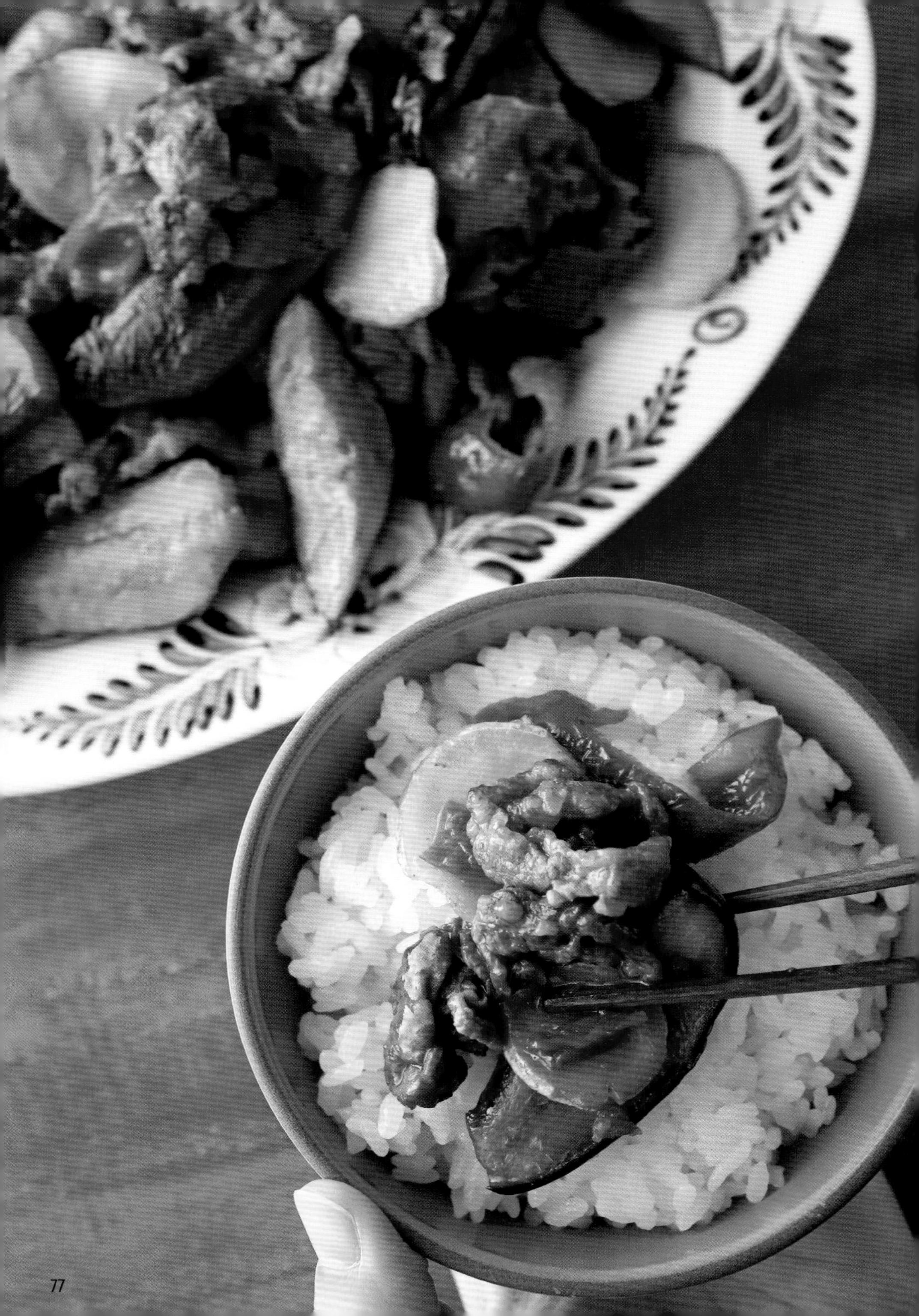

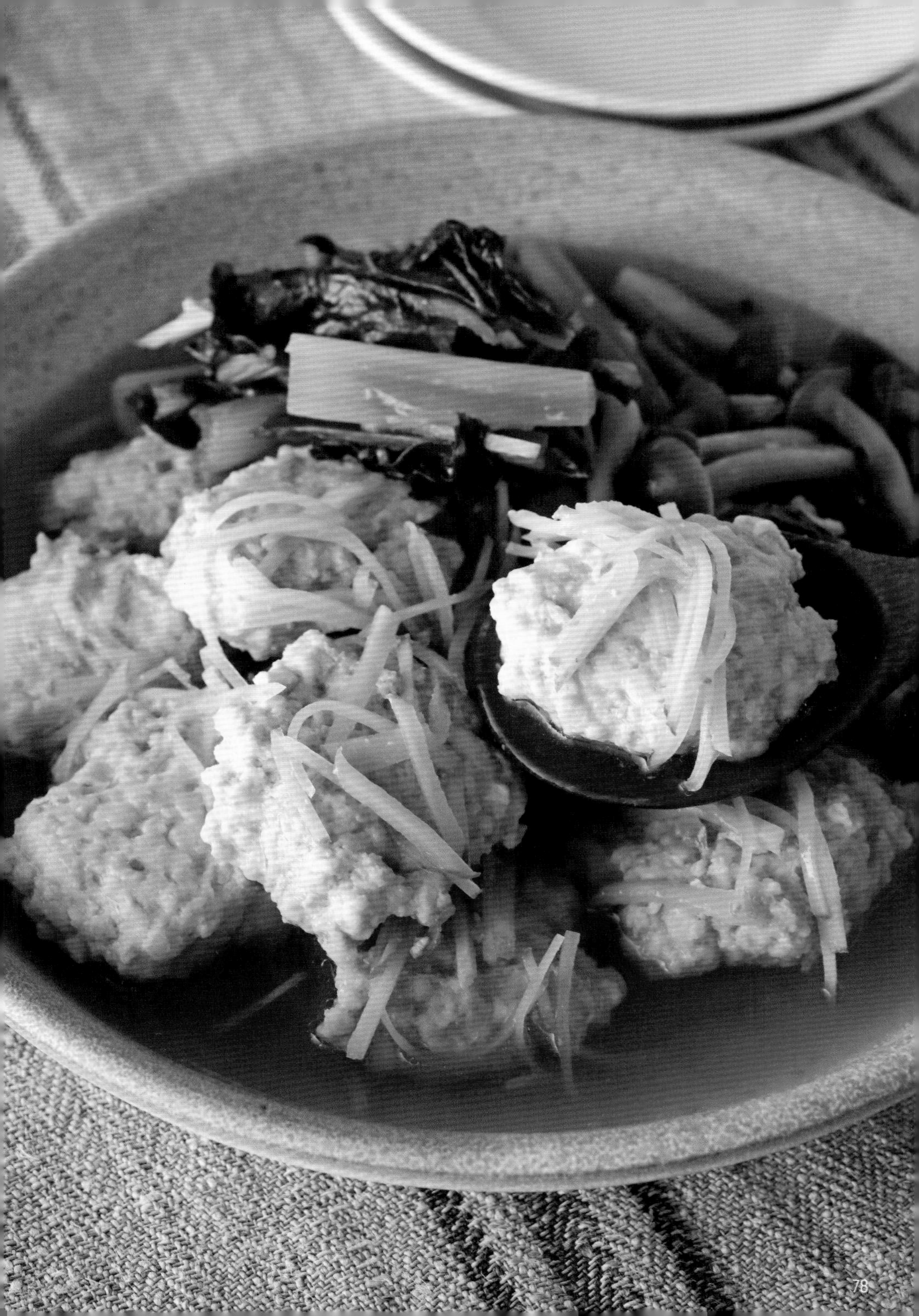

鶏だんごのしょうが煮

せん切りしょうがを煮汁に加え、
鶏だんごにもすりおろしをしのばせた、しょうがづくしの一品です！

材料（2人分）

しょうが … 2かけ（約20g）
たね
- 鶏ひき肉 … 250g
- 溶き卵 … 1個分
- しょうがのすりおろし … ½かけ分
- 片栗粉、酒、水 … 各大さじ1
- 塩 … 小さじ½

小松菜 … 小1わ（約150g）
しめじ … 大½パック（約70g）
煮汁
- 水 … 2カップ
- 鶏ガラスープの素（顆粒） … 小さじ½
- 酒 … 大さじ1
- しょうゆ … 大さじ½
- 塩 … 小さじ¼

ごま油

1 材料の下ごしらえをする

しょうがは皮つきのまません切りにする。しめじは石づきを落として小房に分ける。小松菜は根元を切り、長さ4cmに切る。ボールにたねの材料を入れ、粘りが出るまで手でよく練り混ぜる。

2 たねを煮る

フライパンに煮汁の材料を混ぜ、強めの中火にかける。煮立ったらたねを1/10量ずつスプーンですくい、煮汁に落とす。煮立ったらアクを取り、ふたをして弱火で5分ほど煮る。

3 野菜を加えて煮る

鶏だんごを端に寄せ、あいたところに小松菜としめじを加える。鶏だんごの上にしょうがのせん切りを散らして再びふたをし、野菜がしんなりとするまでさらに5分ほど煮る。器に盛り、ごま油小さじ1をふる。

（1人分345kcal、塩分3.4g）

牛肉ときのこの
甘辛しょうが煮

すき焼き風の味わいにしょうがをたっぷりとプラスし、
すっきりとした後味に。

材料（2人分）

しょうが … 2かけ（約20g）
牛こま切れ肉 … 200g
しめじ … 1パック（約100g）
玉ねぎ … ½個（約100g）
煮汁
［砂糖、しょうゆ … 各大さじ2
みりん … 大さじ1
水 … 1カップ
サラダ油

1 材料の下ごしらえをする

しょうがは皮つきのまま薄い輪切りにする。玉ねぎは幅1.5cmのくし形に切る。しめじは石づきを切り、食べやすくほぐす。

2 具材を炒め、煮汁を加えて煮る

フライパンにしょうがと、サラダ油大さじ½を入れ、弱めの中火で熱する。香りが立ったら玉ねぎを加え、油がなじむまで1〜2分炒める。煮汁の材料を加え、煮立ってから2〜3分煮る。牛肉、しめじを広げ入れ（混ぜなくてOK）、ふたをして弱火にし、5〜6分煮る。

（1人分368kcal、塩分1.9g）

ポイント

牛肉としめじを広げ入れたあとは、ふたをして蒸し煮にするから混ぜなくてOK。盛りつける前にかるく混ぜ合わせて。

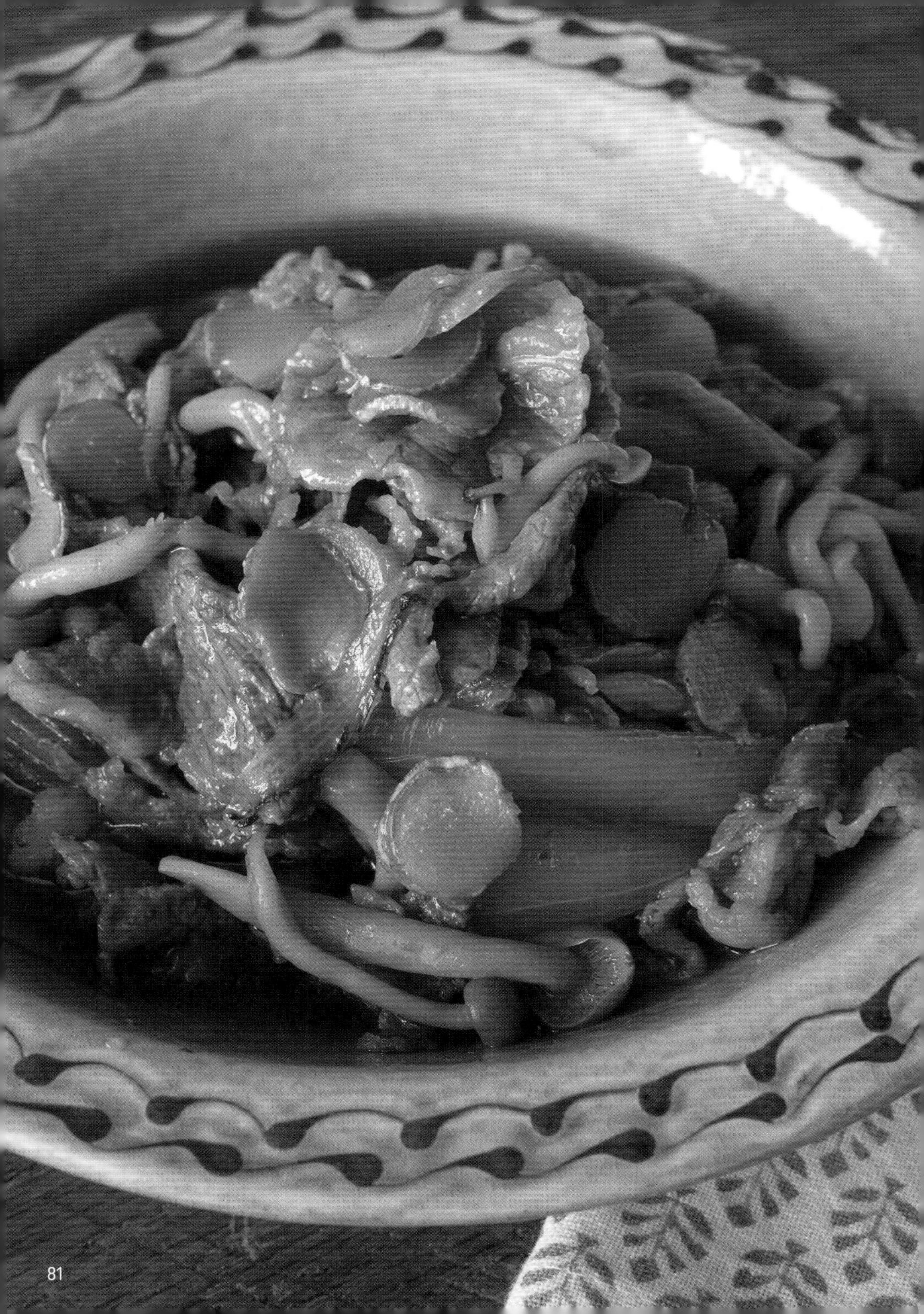

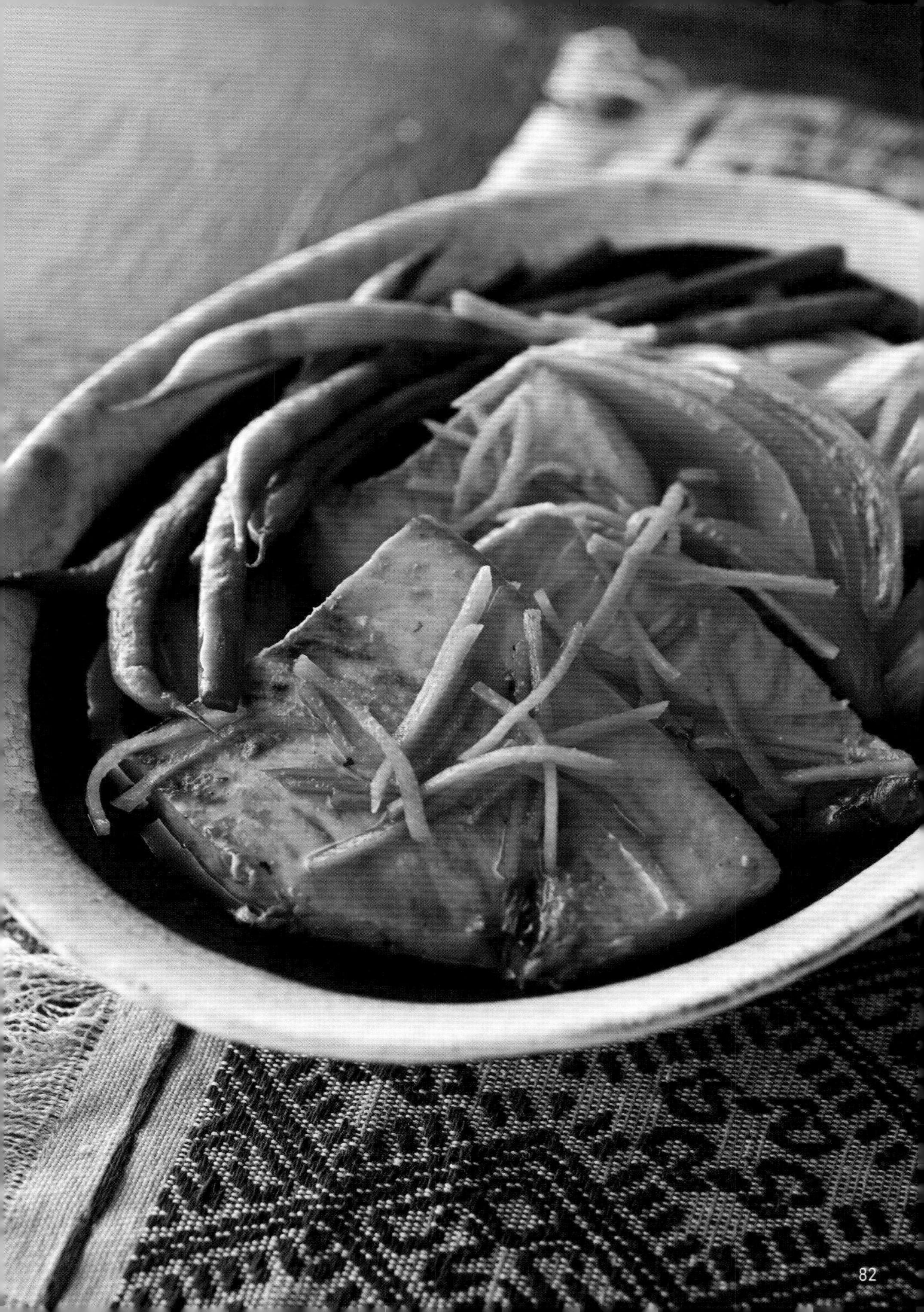

かじきと玉ねぎの甘辛しょうが煮

煮込み時間が短いから、かじきのふっくら感もキープ。
とろっと煮えた玉ねぎや、しょうがの風味とよく合います。

材料（2人分）

しょうがのせん切り
… 2かけ分（約20g）
めかじきの切り身
… 2切れ（約250g）
玉ねぎ（大）… 1個（約250g）
さやいんげん … 8本
サラダ油　砂糖　みりん
しょうゆ

1 材料を切り、焼く

玉ねぎはしんをつけたまま、8等分のくし形切りにする。いんげんはへたを切る。かじきは半分に切る。フライパンにサラダ油大さじ½を中火で熱し、かじき、玉ねぎを入れる。焼き色がつくまで両面を1〜2分ずつ焼く。

2 甘辛しょうゆの煮汁で煮る

砂糖大さじ1、みりん大さじ2、しょうゆ大さじ2、水¾カップを順に加え、そのつどさっと混ぜる。いんげん、しょうがを加えて具材を平らにし、ふたをして中火で7〜8分煮る。

（1人分347kcal、塩分2.9g）

鮭とれんこんの しょうが蒸し

レンジで簡単に作れる魚おかず。
玉ねぎ入りのポン酢だれでさっぱりと仕上げます。

材料（2人分）

しょうがのせん切り
… 2かけ分（約20g）
生鮭の切り身 … 2切れ
れんこん（小）
… 1節（約160g）
玉ねぎポン酢だれ
新玉ねぎ（または玉ねぎ）
… ¼個（約60g）
ポン酢しょうゆ … 大さじ4
オリーブオイル … 小さじ2
塩　酒　好みで一味唐辛子

下ごしらえ

・れんこんは皮をむき、幅7mmの輪切りまたは半月切りにする。水に5分ほどさらし、水けをきる。
・玉ねぎは繊維にそってごく薄切りにし、残りのたれの材料と混ぜる。
・鮭は一口大に切り、塩少々をふる。

1 鮭、れんこんをレンジで加熱する

耐熱皿にれんこんを並べ、その上に鮭をのせ、しょうがを広げる。酒小さじ2を全体にふりかけ、ふんわりとラップをかけて、電子レンジで4分ほど加熱する。汁けをきって器に盛る。

2 たれをかける

1に玉ねぎポン酢だれをかけ、好みで一味唐辛子少々をふる。

（1人分209kcal、塩分2.4g）

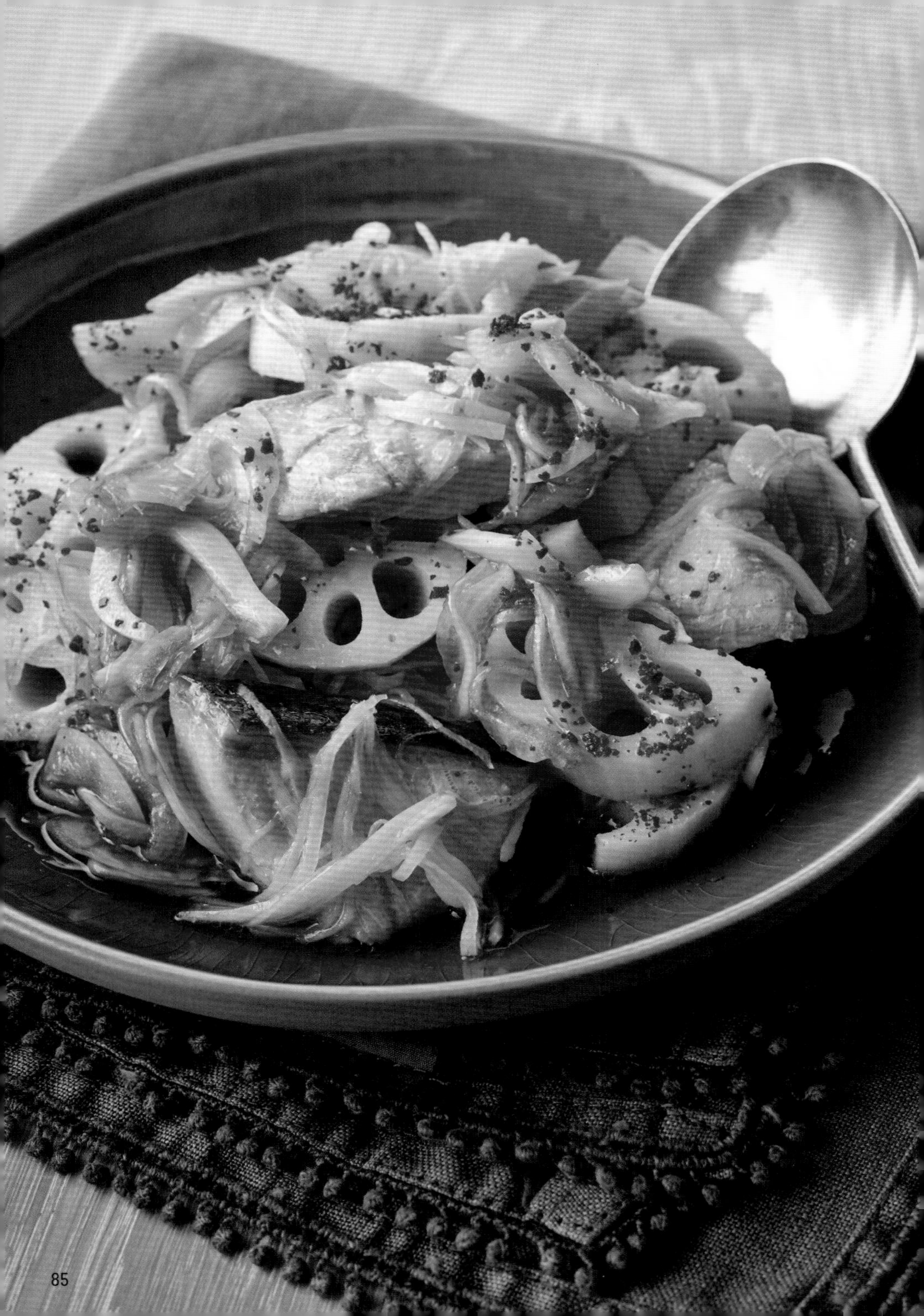

社長&イワシカちゃんに聞いた！

もっと楽しむ 岩下の新生姜® ③ アイディア編

さわやか！新生姜おかず

「岩下の新生姜®」のヘビーユーザーの間では、実はおかずとしてアレンジする食べ方も大人気。脂の多い肉をさっぱり仕上げたり、こってりソースのアクセントになったりと、岩下の新生姜のよさを引き出せる秀逸レシピをご紹介します。

リピート確実！豚バラ肉巻き

岩下さん　「豚バラ肉巻きは、岩下の新生姜を縦半分に切ってから、豚バラ肉で巻いてフライパンで焼くだけ。岩下の新生姜に味がついているので、塩、こしょうをしなくてもOK！　脂の多い豚バラに、新生姜のさっぱり感がぴったり。豚肉と相性がいいから、豚汁にちょいたしするのもお気に入りです」

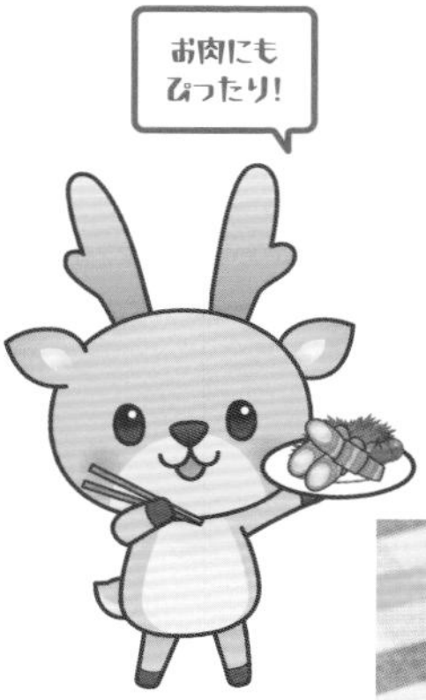

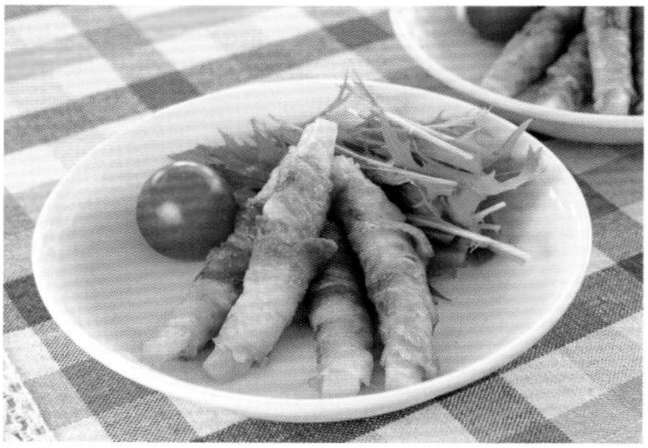

岩下の新生姜の豚バラ肉巻き

揚げものの「タルタルソース」に岩下の新生姜を

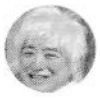

岩下さん　「意外かもしれませんが、洋風メニューと合わせるのもおすすめですよ。たとえばタルタルソースを作るとき、ピクルスの代わりに岩下の新生姜をたっぷり使ってみてください。角切りにした岩下の新生姜とマヨネーズ、新生姜の漬け液を混ぜれば、から揚げやチキン南蛮などに最適な〈香りのアクセント〉があるタルタルソースに！」

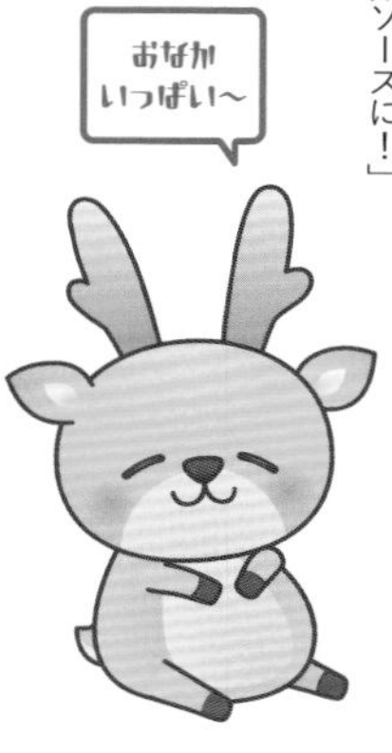

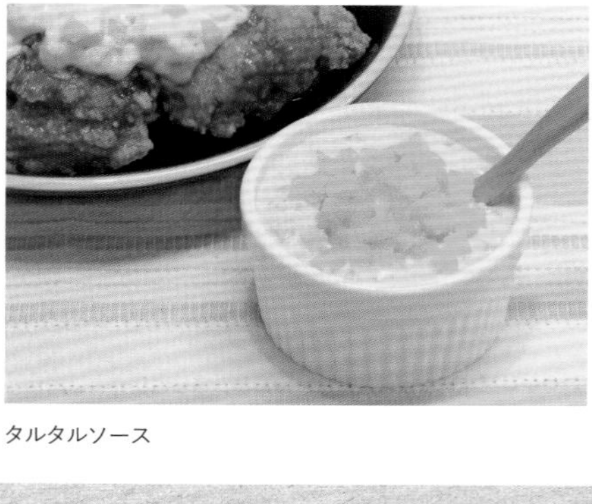

タルタルソース

刻んだ岩下の新生姜30g、マヨネーズ大さじ2、新生姜の漬け液小さじ1を混ぜる。

しょうがレシピ

4 ご飯もの

炊き込みご飯や炒飯、混ぜずしなど、しょうがのご飯メニューをずらり。お米としょうがの相性のよさを再確認できる、充実のラインナップです。

しょうがとしめじの炊き込みご飯

しょうがは大きく切り、具としても楽しんで。

材料（作りやすい分量）

しょうが … 1かけ（約10g）
しめじ … 2パック（約200g）
米 … 2合（360㎖）
鶏ひき肉 … 100g
油揚げ … 1枚
だし汁 … 2カップ
青のり … 少々
しょうゆ　みりん　塩

1 下ごしらえをする

米は洗ってざるに上げる。しめじは石づきを切り、小房に分ける。しょうがは皮をむき、薄い半月切りにする。油揚げは縦半分に切ってから、横に幅6～7mmに切る。ひき肉にしょうゆ、みりん各大さじ2を加え、さっと混ぜる。

2 炊飯器に材料を入れ、炊く

炊飯器の内がまに米、だし汁と、塩小さじ⅕を入れてさっと混ぜる。ひき肉を広げ、油揚げ、しめじ、しょうがをのせて、普通に炊く。炊き上がったら底から返すようにさっくりと混ぜ、器に盛って、青のりをふる。

（¼量で365kcal、塩分1.8g）

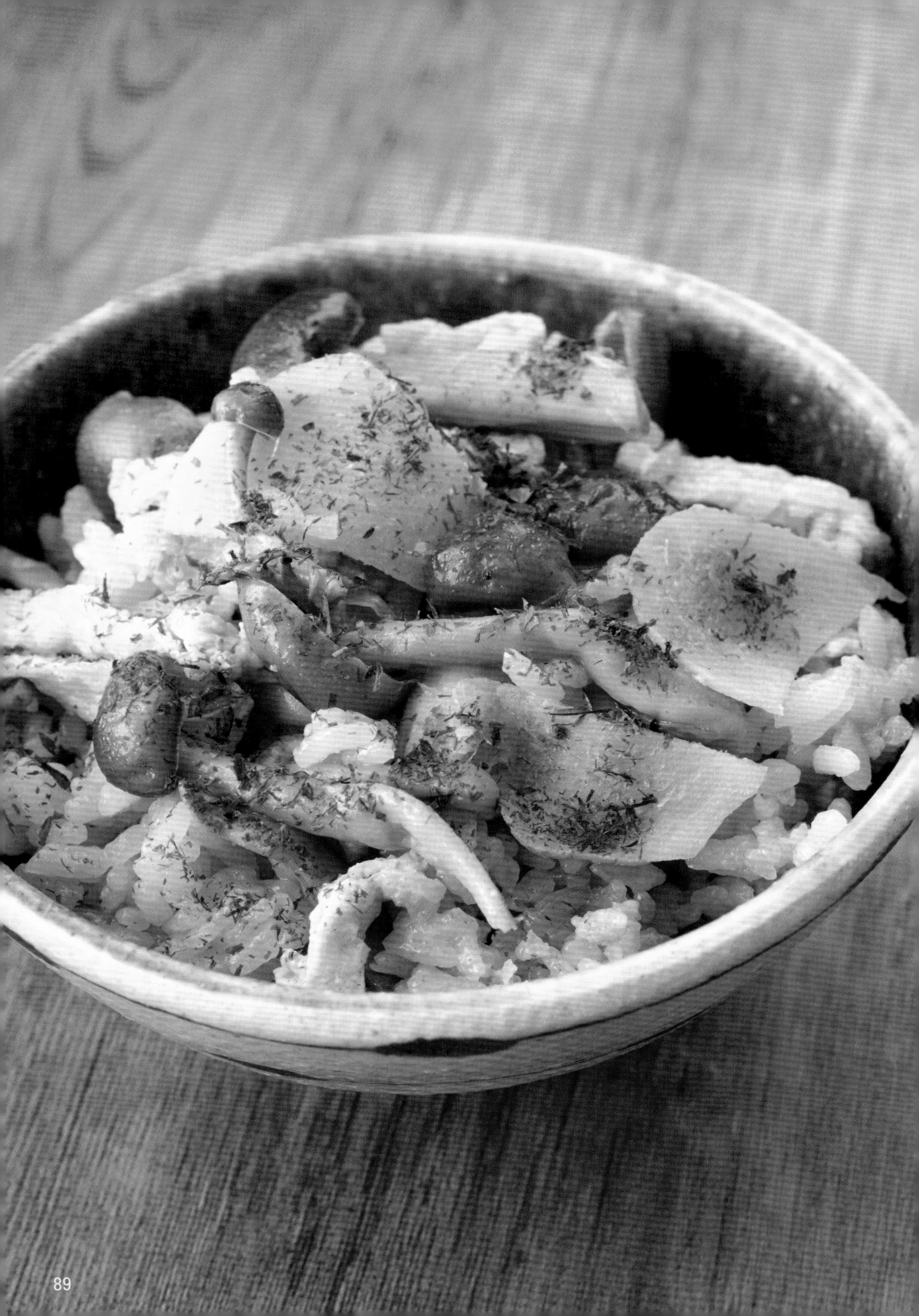

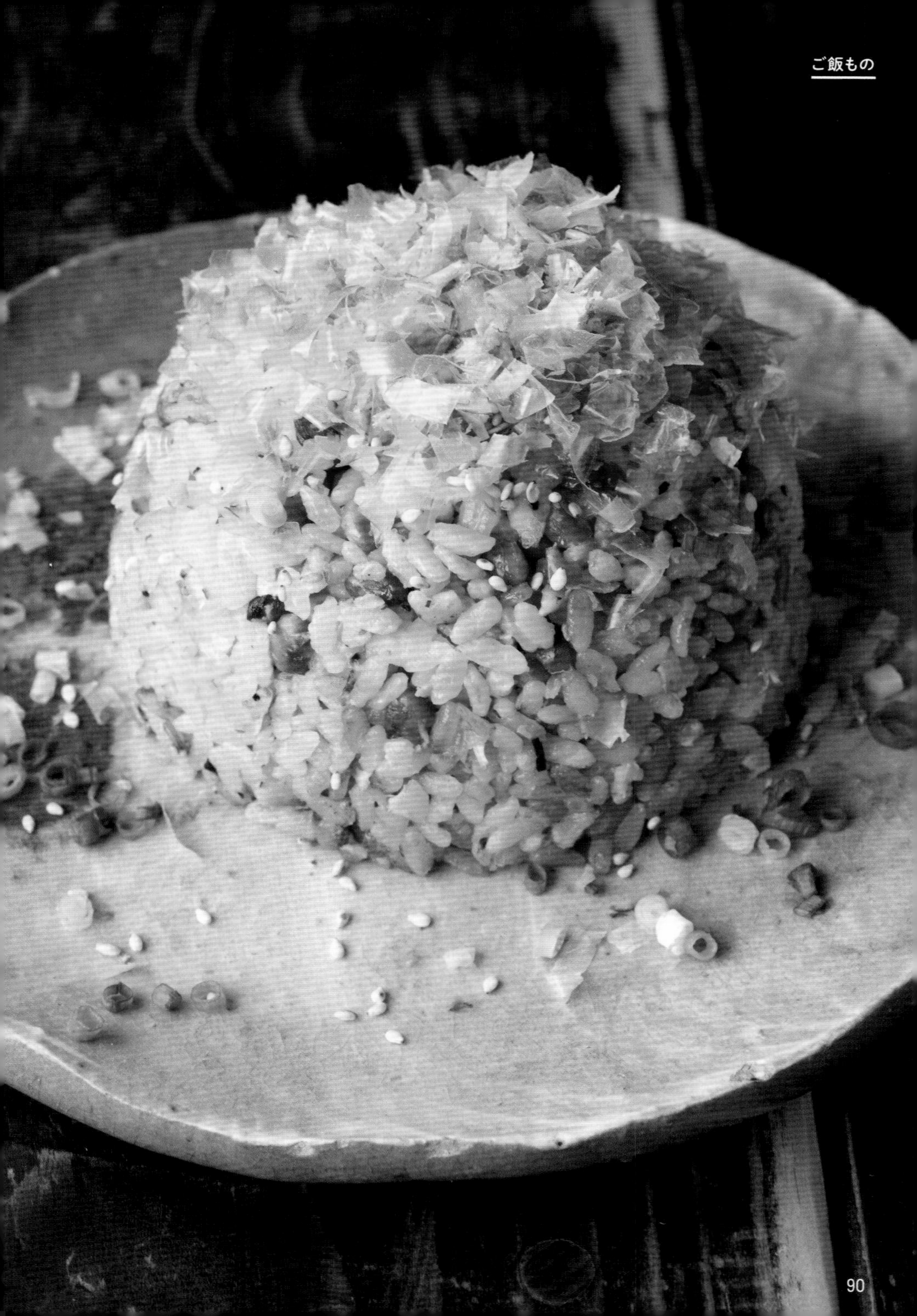

しょうが納豆炒飯

炒飯にしょうがと納豆!?　と思いきや、
一度食べるとくせになること間違いなし!

材料(2人分)

しょうが(大)
　… 1かけ(約15g)
納豆 … 1パック(約50g)
ベーコン … 1枚(約30g)
溶き卵 … 1個分
ねぎのみじん切り … 5cm分
温かいご飯
　… 茶碗2杯分(約300g)
万能ねぎの小口切り … 適宜
昆布茶 … 小さじ1
削り節、白いりごま … 各適宜
ラード(またはバター)
　… 大さじ1
しょうゆ　塩　こしょう

1 下ごしらえをする

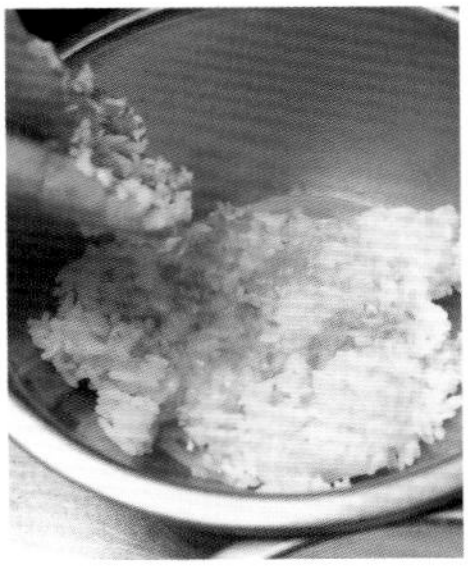

しょうがは皮つきのまままみじん切りにする。ベーコンは2cm四方に切る。ボールにご飯を入れ、溶き卵、しょうがを加えて混ぜる。

2 ベーコン、ねぎ、納豆、ご飯を順に炒める

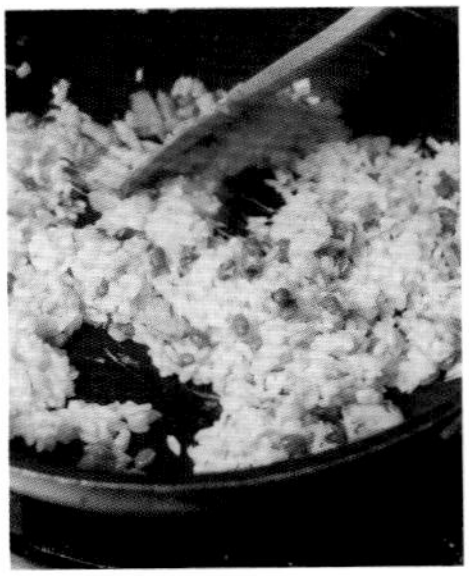

フライパンにラードを中火で熱し、ベーコン、ねぎを加えてさっと炒める。納豆を加え、粘りが少し残るくらいになるまで1分ほど炒める。**1**のご飯を加え、全体をよくほぐしながら、ぱらぱらになるまで4〜5分炒める。

3 調味し、仕上げる

昆布茶と、しょうゆ小さじ1、塩、こしょう各少々を加えて混ぜ、火を止める。小さめのお椀に炒飯を入れ、器にお椀をひっくり返すように盛る。削り節をのせ、万能ねぎ、白いりごまを散らす。

(1人分475kcal、塩分2.0g)

しょうが炒飯
かにかまあんかけ

香りのいいしょうが炒飯に、しょうが汁入りのあんをたっぷり。
かにかまやレタスの食感も楽しい一品です。

材料（2人分）

しょうがのみじん切り
… 2かけ分（約20g）
しょうが汁 … 大さじ½
温かいご飯
… どんぶり2杯分（約400g）
卵 … 2個
かに風味かまぼこ
… 4本（約70g）
レタスの葉
… 2〜3枚（約100g）
あん用
［水 … 1カップ
しょうゆ、酒 … 各小さじ1
水溶き片栗粉
［片栗粉、水 … 各大さじ1
サラダ油　しょうゆ
塩　こしょう

1 下ごしらえをする

卵は溶きほぐす。かにかまぼこは粗くほぐす。レタスは小さめの一口大にちぎる。水溶き片栗粉の材料を混ぜる。

2 炒飯を作る

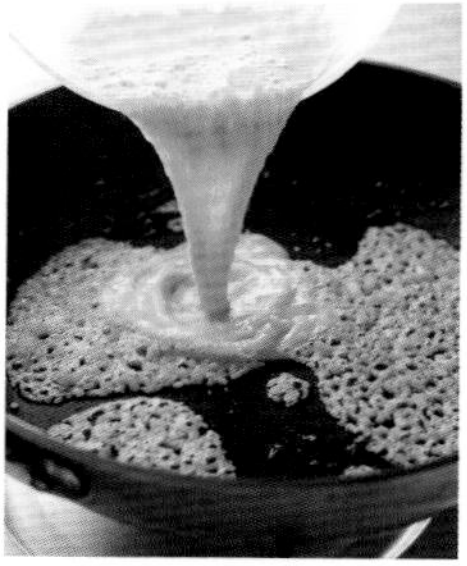

フライパンにサラダ油大さじ1としょうがのみじん切りを入れて強火で炒める。香りが立ったら溶き卵を入れてかるく混ぜ、すぐにご飯を加えてほぐしながら炒める。しょうゆ、塩各小さじ½、こしょう少々を加えて炒め合わせ、器に盛る。

3 あんを作って仕上げる

フライパンをペーパータオルで拭き、あん用の材料とかにかまぼこを入れ、強めの中火で煮立てる。水溶き片栗粉をもう一度混ぜてから回し入れて混ぜ、再び煮立ってとろみがついたらレタスを加えて、さっと煮る。しょうが汁を加えて混ぜ、炒飯にかける。

（1人分531kcal、塩分3.1g）

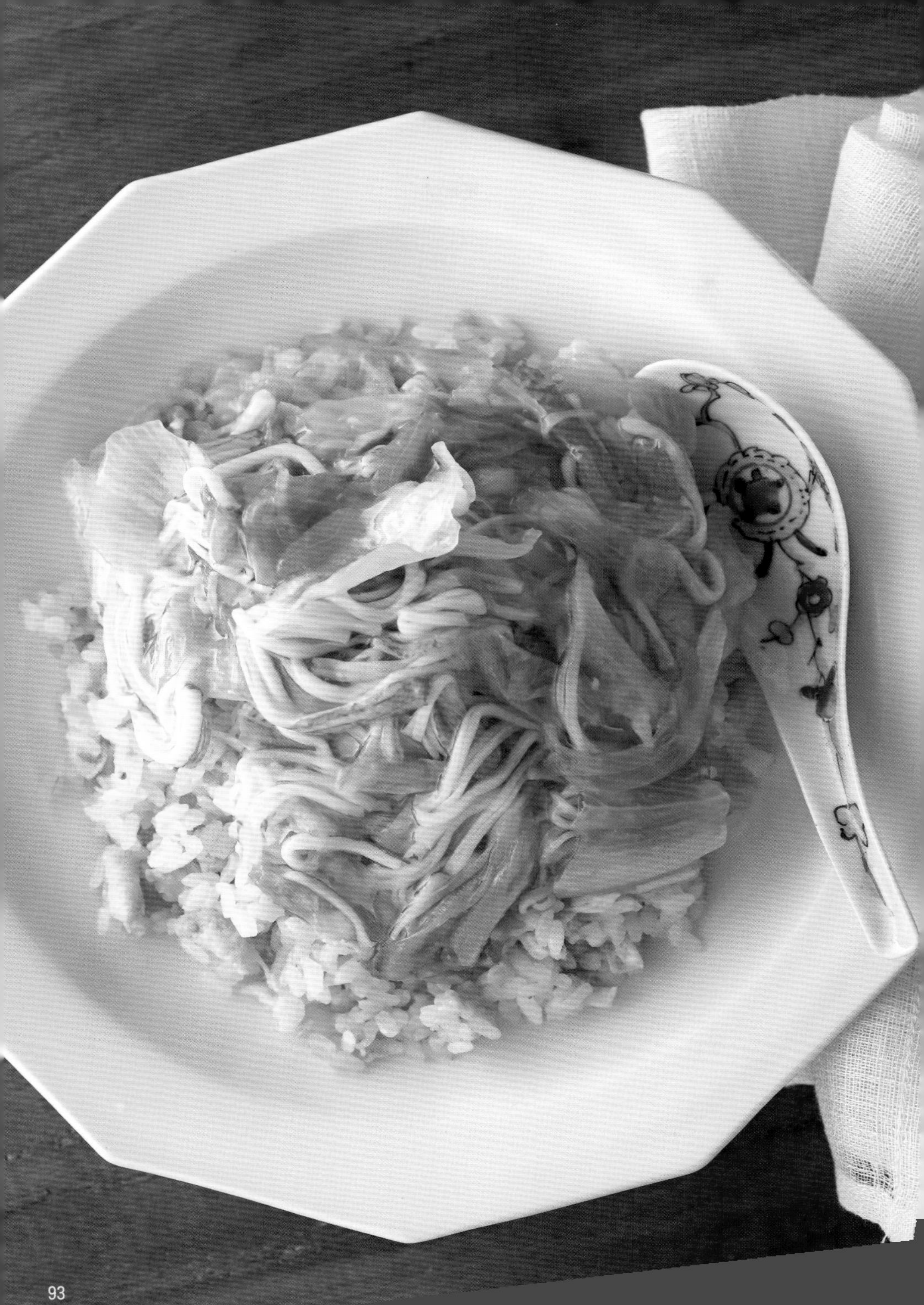

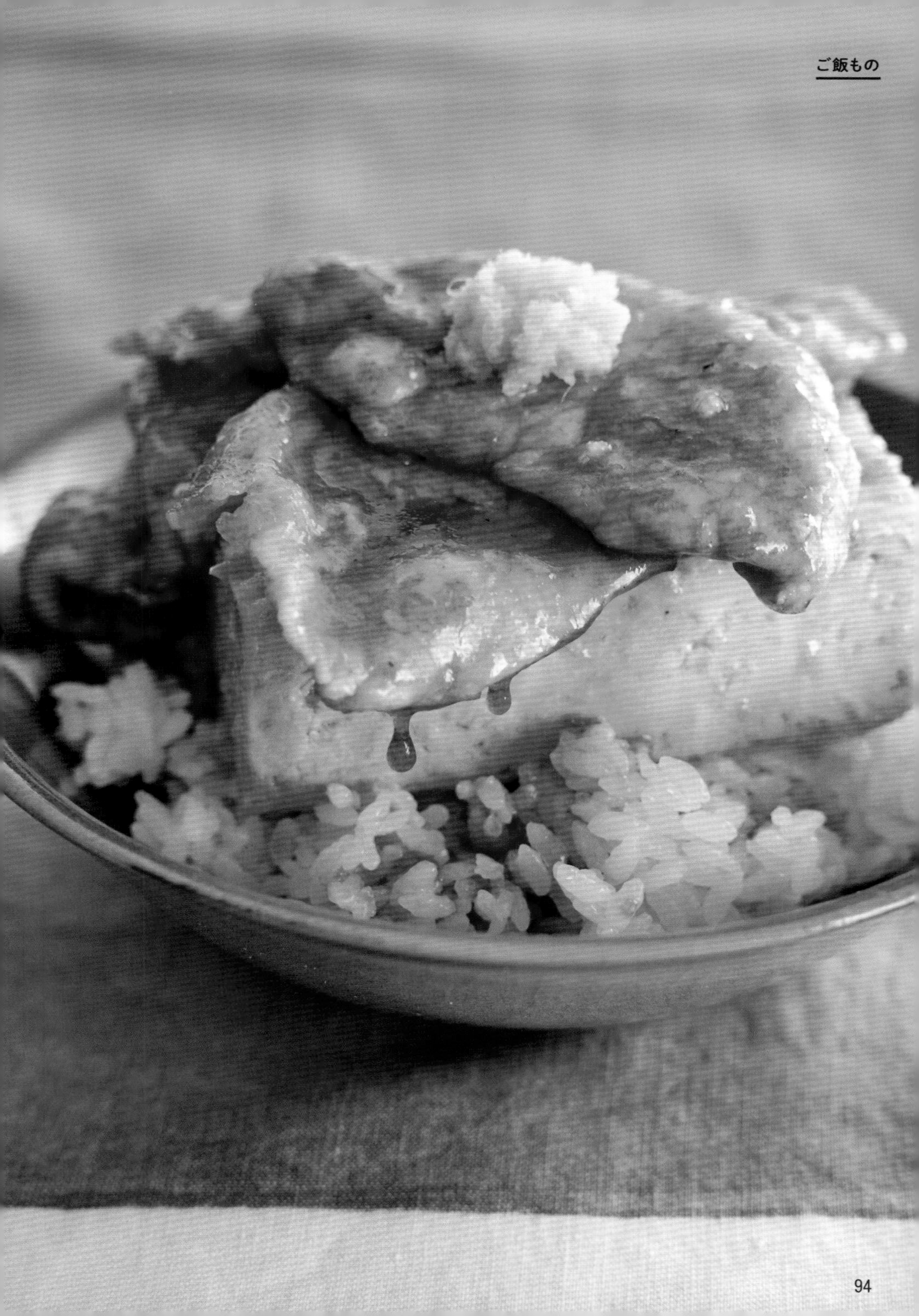

しょうが焼きのっけ豆腐めし

大きいまんまの豆腐を、豚肉といっしょに照り照りの甘辛味に！
食べごたえ抜群なのに軽やかで、ご飯がすすむ～！

材料（2人分）

しょうがのすりおろし … 適宜
豆腐（好みの種類）
… 1丁（300～350g）
豚ロース薄切り肉 … 200g
A
- しょうがのすりおろし … 小さじ1
- 砂糖 … 大さじ½
- みりん … 大さじ2
- しょうゆ … 大さじ3
- 水 … ½カップ

温かいご飯 … どんぶり2杯分（360～400g）
片栗粉　サラダ油　酒

1　下ごしらえをする

豆腐は横半分に切る。豚肉に片栗粉を薄くまぶす。

2　フライパンで豚肉を焼き、豆腐を煮る

フライパンにサラダ油大さじ1を中火で熱し、豚肉を並べ入れて、焼き色がつくまで両面を3～4分ずつ焼く。酒大さじ2をふり、**A**と豆腐を加える。煮立ったらスプーンで煮汁を豆腐にかけながら、照りが出るまで7～8分煮からめる。

3　器にご飯、豆腐、豚肉を盛る

器にご飯を盛り、豆腐と豚肉をのせる。煮汁適宜をかけ、しょうがをのせる。

（1人分775kcal、塩分2.7g）

なすと牛肉のしぐれ煮丼

煮汁を含んだくたくたのなすも、また美味。
卵黄をからめたまろやかな味わいもたまらない！

材料（2人分）

しょうがのせん切り
… 2かけ分（約20g）
なす（大）… 2個（約200g）
牛こま切れ肉 … 120g
温かいご飯
… 茶碗2杯分（約300g）
卵黄 … 2個分
甘辛煮汁
- しょうゆ、みりん … 各大さじ2
- 砂糖 … 小さじ1
- 水 … ½カップ

好みでしば漬け … 適宜
サラダ油

1 下ごしらえをする

なすはへたを切り、縦半分に切ってから幅5mmの斜め切りにする。甘辛煮汁の材料を混ぜる。

2 材料を炒める

フライパンにサラダ油大さじ1を中火で熱し、牛肉を炒める。肉の色が変わったら、なす、しょうがを加え、全体に油が回るまで1分ほど炒める。

3 煮汁を加えて仕上げる

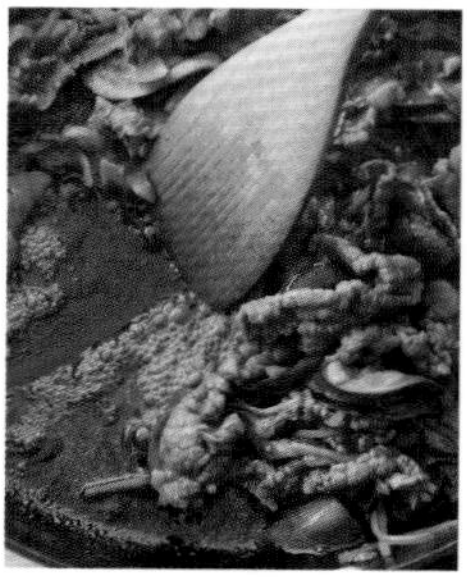

煮汁を加え、煮立ったら弱めの中火にする。ときどき返しながら煮汁が少なくなるまで6〜7分煮る。器2つにご飯を等分に盛り、具を½量ずつのせて卵黄をのせる。好みでしば漬けを添える。

（1人分626kcal、塩分2.7g）

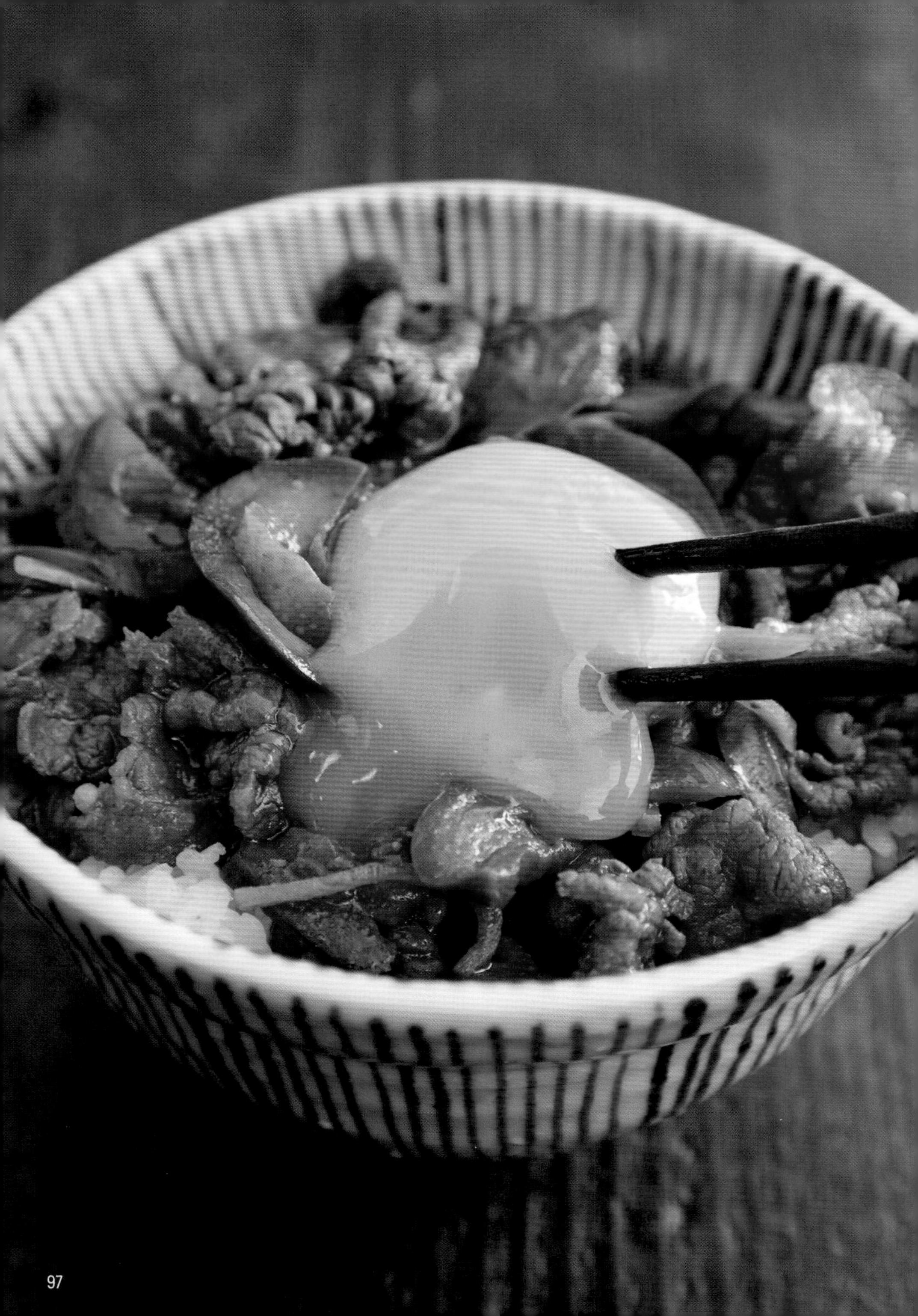

甘酢しょうがと焼き鮭の混ぜずし

自家製のしょうがの甘酢漬け＝ガリを
鮭といっしょにご飯に混ぜ、さっぱりとした後味に！

材料（2人分）

しょうがの甘酢漬け（下記参照）… 30g
しょうがの甘酢漬けのたれ … 大さじ2
温かいご飯 … 茶碗2杯分（約300g）
甘塩鮭の切り身 … 1切れ

1 鮭をグリルで焼き、ほぐす

魚焼きグリルを中火で熱し、網に鮭をのせて、全体に焼き色がつくまで両面を3分ずつ焼く（両面焼きグリルの場合は、返さずに5〜6分焼く）。取り出し、粗熱が取れたら皮と骨を取り除きながら、粗くほぐす。

2 しょうがの甘酢漬けとご飯、鮭を混ぜる

しょうがの甘酢漬けは細切りにする。ボールにご飯を入れ、しょうが、たれと、**1**の鮭を加える。全体がなじむまでよく混ぜ、器に盛る。

（1人分349kcal、塩分0.9g）

しょうがの甘酢漬け

材料（作りやすい分量）と作り方

❶しょうが150gはスプーンなどで皮をこそげ、薄い輪切りにして水に10分ほどさらす。ボールに甘酢だれの材料（酢¾カップ、砂糖大さじ3、塩小さじ⅔）を混ぜる。
❷しょうがの水けをきって熱湯でさっとゆで、熱いうちに甘酢だれに入れる。

保存の目安：**冷蔵で約2週間**

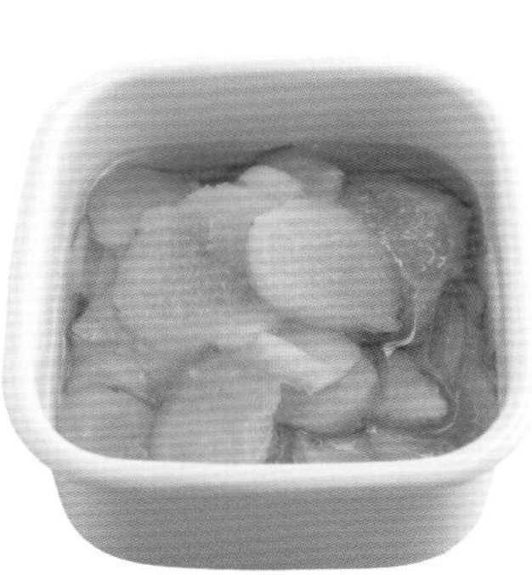

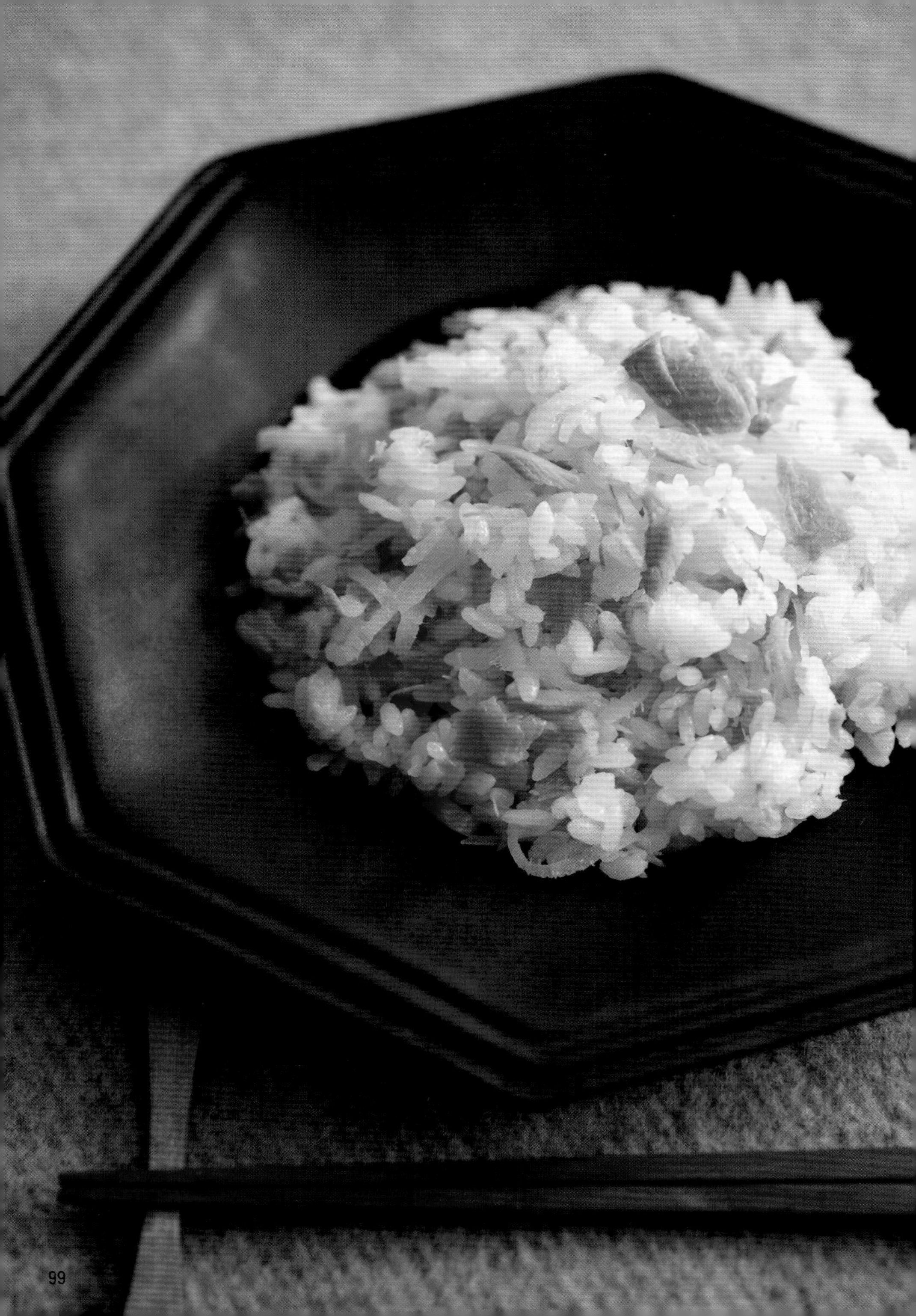

甘酢しょうがとしめさばの蒸しずし

温めたしめさばは、酸味がほどよく抜けてやさしい味。
酢めしは甘酢しょうがを混ぜるだけであっという間に作れます。

材料（2人分）

薬味入り酢めし
- 温かいご飯 … 茶碗2杯分（約300g）
- しょうがの甘酢漬け（P98参照）のみじん切り … 40g
- 白いりごま … 小さじ2

しめさば … 10切れ（約60g）
桜でんぶ … 大さじ2（約16g）
しょうがの甘酢漬け … 適宜

1 酢めしを作り、器に盛る

ボールに薬味入り酢めしの材料を混ぜ、耐熱の器に½量を盛る。

2 しめさばを盛り、レンジで加熱する

しめさばの½量をのせてふんわりとラップをかけ、電子レンジで2分加熱する。桜でんぶの½量としょうがの甘酢漬けを添える。残りも同様に作る。

（1人分406kcal、塩分1.8g）

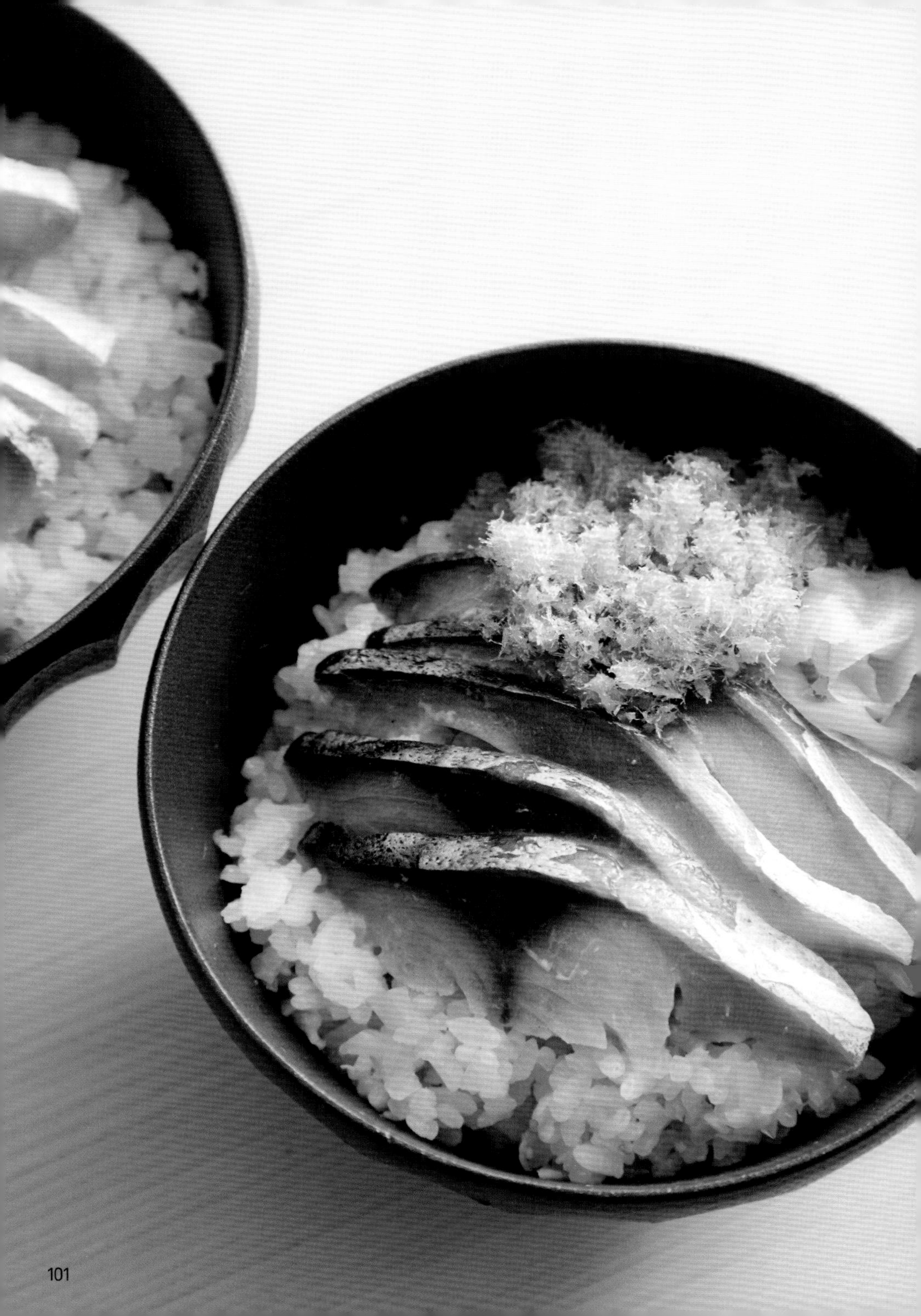

しょうが入り キーマカレー

刻み玉ねぎとトマトから甘みを引き出した、
大人も子どもも食べやすいキーマ。
フライパンでほぼ15分で完成します！

材料（作りやすい分量）

しょうがのすりおろし … 2かけ分（約20g）
合いびき肉 … 400g
玉ねぎ（大） … 1個（約300g）
トマト（大） … 2個（約400g）
にんにくのすりおろし … 1かけ分
カレー粉 … 大さじ3
A
- トマトケチャップ … 大さじ4
- しょうゆ … 大さじ½
- 塩、ウスターソース … 各小さじ1

温かいご飯 … 適宜
あればパセリのみじん切り … 少々
サラダ油

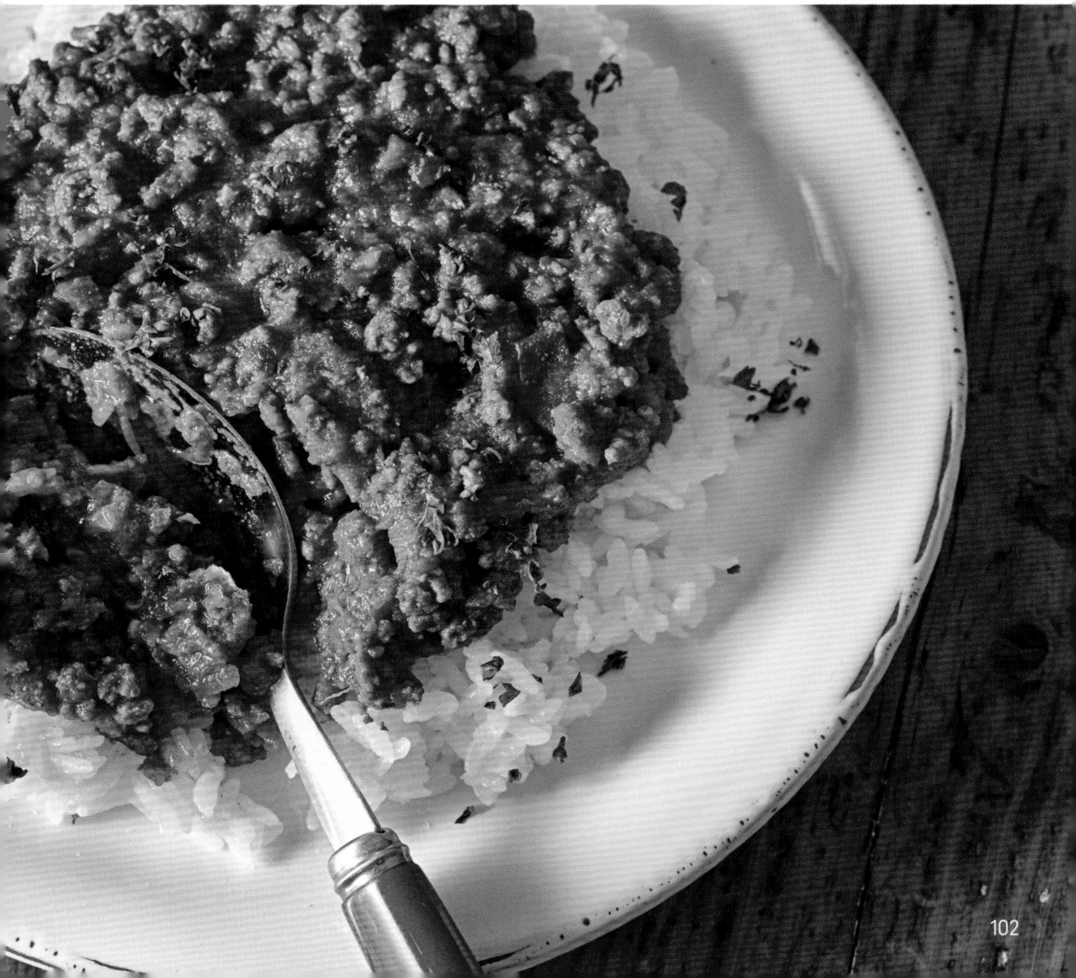

1 玉ねぎを炒める

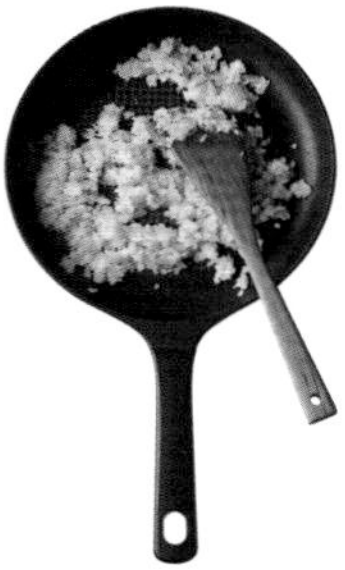

フライパンにサラダ油大さじ2を強めの中火で熱し、玉ねぎ、にんにく、しょうがを加える。ときどき様子をみて火を加減しながら、焦がさないように6〜7分炒める。玉ねぎの角が完全になくなってしんなりし、薄いきつね色になったらOK。

下ごしらえ

- **玉ねぎはみじん切りにする。**
- **トマトはへたを切り、2cm角に切る。**

2 ひき肉、カレー粉を加える

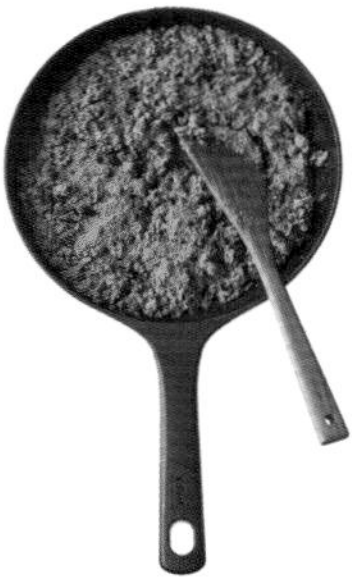

ひき肉を加え、ほぐしながら炒める。肉の色が変わったら、カレー粉をふり入れる。粉っぽさがなくなって完全になじむまで、1分ほど炒める（こうするとカレーのスパイシーな香りがしっかり引き出せる）。

3 トマトを加えて調味する

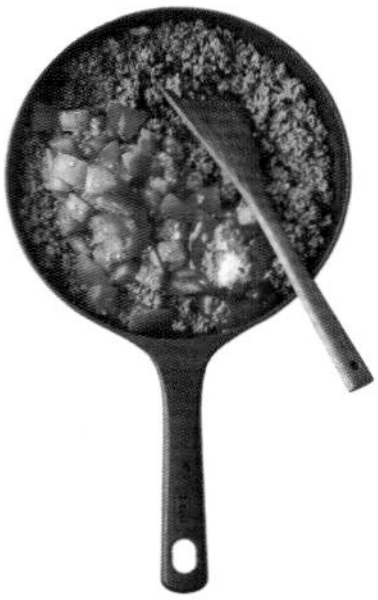

トマトと**A**を加え、トマトをつぶしながら3分ほど炒める。トマトが完全につぶれ、全体にかるくとろみがついたら完成。器にご飯を盛ってカレーをかけ、あればパセリのみじん切りをふる。

（⅕量で319kcal、塩分2.1g）

保存の目安：**冷蔵なら3〜4日、冷凍なら1カ月保存可能。保存袋に平らに入れて冷蔵庫へ。冷凍したものは、冷蔵庫で自然解凍してから電子レンジで温めて。**

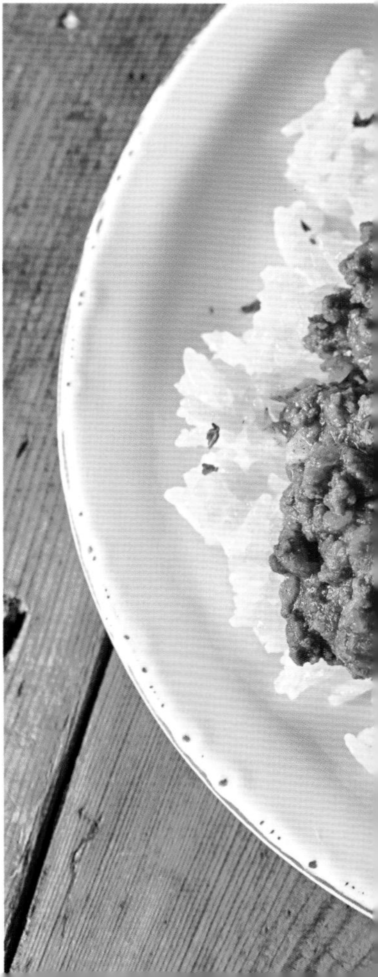

社長&イワシカちゃんに聞いた！

もっと楽しむ 岩下の新生姜® ④ 番外編

漬け液まで使いきりレシピ

さっぱりとした味つけの「岩下の新生姜®」。この漬け液、捨てちゃうのはもったいない！余すところなく使える2品を紹介します。

漬け液で味が決まる！ 豚肉と豆苗の新生姜炒め

岩下さん「岩下の新生姜の漬け液は、調味料としても使えます。豚こま切れ肉200gに**岩下の新生姜の漬け液大さじ2**をもみ込んで下味をつけ、油を熱したフライパンで炒めて、肉の色が変わったらいったん取り出します。ざく切りの豆苗½袋分、細切りのピーマン2個分、短冊切りのにんじん½本分、小房に分けたしめじ½パック分を加えて炒め、残りの漬け液と食べやすく切った新生姜1袋分と塩、こしょう各少々を加えて炒め合わせればできあがり」

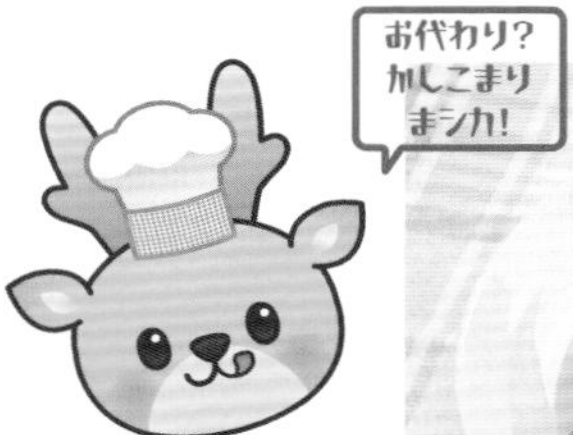
お代わり？
かしこまりまシカ！

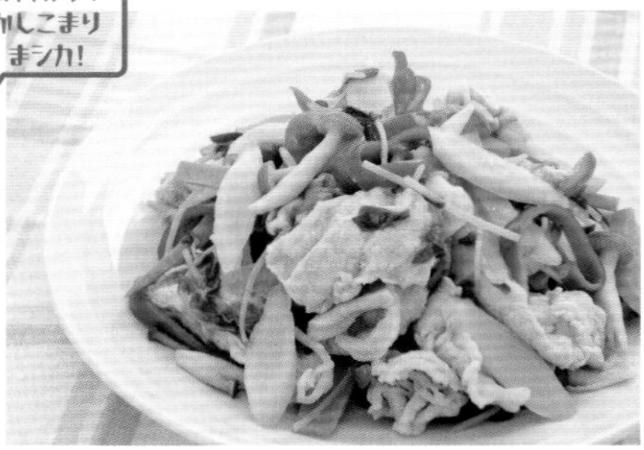

豚肉と野菜の岩下の新生姜炒め

残った漬け液で浅漬けも!?

岩下さん「『岩下漬け』はX（Twitter）のファンから始まった名作。**岩下の新生姜の漬け液**に、食べやすく切ったきゅうりや大根、キャベツなど好みの食材を浸し、冷蔵庫で、3時間以上漬けます。新玉ねぎやみょうがのほかに、うずらの卵や、モッツァレラチーズを漬けても。ほんのりピンクになるのも華やか。」

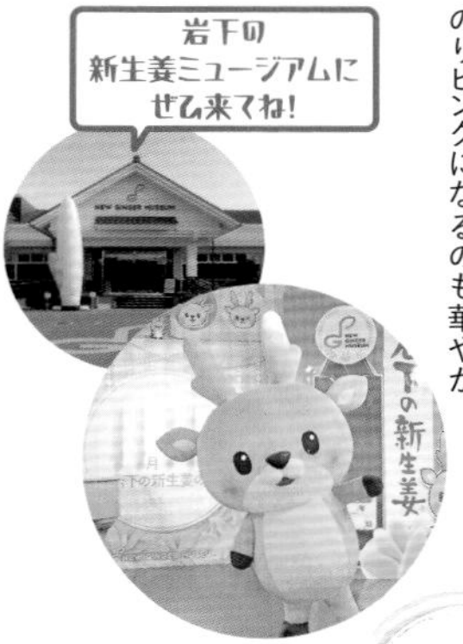
岩下の
新生姜ミュージアムに
ぜひ来てね！

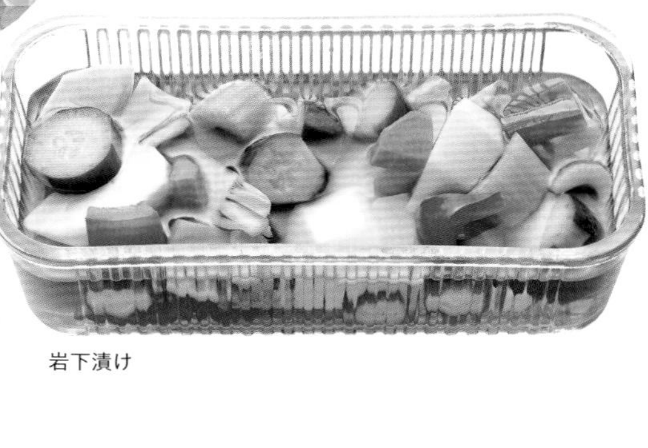

岩下漬け

※漬け液は商品を開封してすぐのものをお使いください。漬け上がり後は、密閉できる容器に入れて冷蔵庫で保存し、お早めにおめしあがりください。

しょうがレシピ

5 副菜・スープ

あるとうれしい野菜や豆腐のおかずや、体が温まるスープなど、ささっと短時間でできて、もう一品に役立つメニューを集めました。

なすのしょうが焼き

とろりと焼いたなすに、しょうが焼きのたれをさっとからめるだけ。
なのにご飯がすすむ、すすむ！

材料（2人分）

なす（大）… 2個（約240g）
しょうがだれ
- **しょうがのすりおろし … ½かけ分**
- **にんにくのすりおろし … ½かけ分**
- **しょうゆ … 大さじ1½**
- **砂糖 … 大さじ½**

サラダ油

1 下ごしらえをする

なすはへたを切り、縦に幅8mmに切る。しょうがだれの材料を混ぜる。

2 なすを焼いて たれをからめる

フライパンにサラダ油大さじ2※を中火で熱し、なすの½量を並べ入れて焼き色がつくまで3分ほど焼く。上下を返し、さらに3分ほど焼いて取り出す。残りも同様に焼き、取り出したなすを戻し入れ、しょうがだれを加えてさっとからめる。

（1人分149kcal、塩分2.0g）

※残りの½量を焼く際にたりなければ、大さじ1ほどをたす。

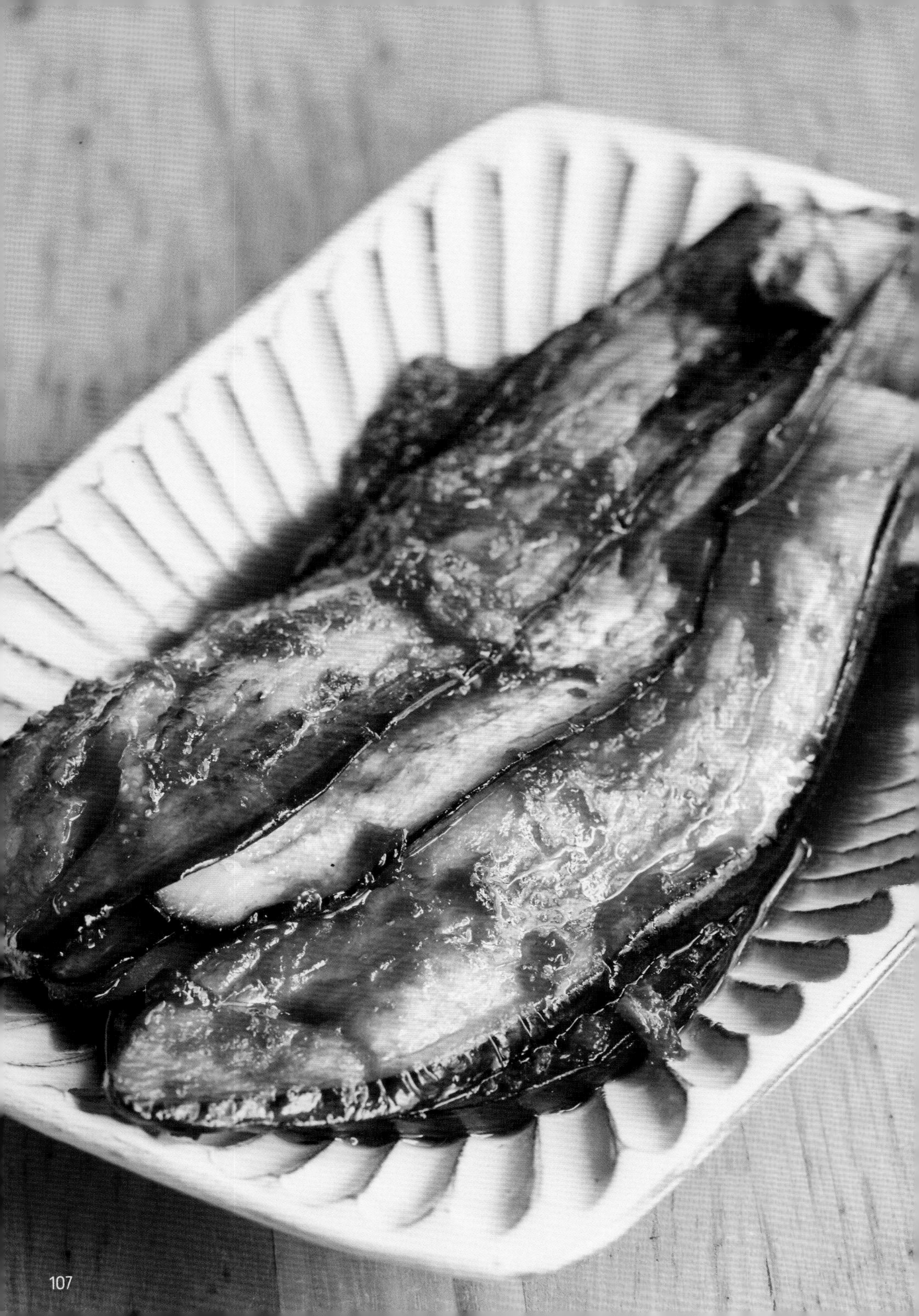

豆腐のしょうが焼き

しょうがのきいたたれはご飯によく合う甘辛味。
火の通りを気にせずに、気軽に作れる一品です。

材料（2人分）

木綿豆腐 … 1丁（約300g）
しょうがだれ
　しょうがのすりおろし、
　　しょうゆ、水 … 各大さじ1
　みりん … 大さじ½
　砂糖 … 小さじ1
レタスの葉 … 2枚
小麦粉　サラダ油

1 下ごしらえをする

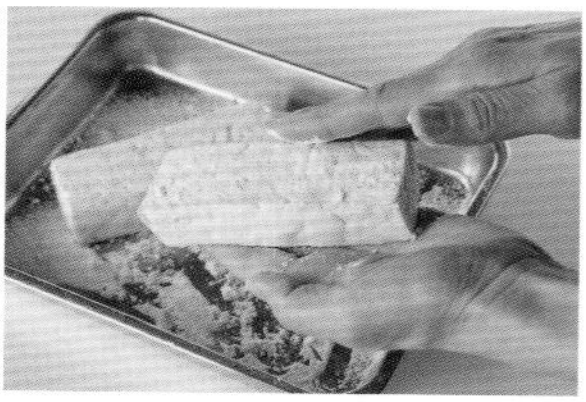

しょうがだれの材料を混ぜ合わせる。豆腐は幅2cm、4～6等分に切って水けを拭き取り、上下の面に小麦粉を薄くまぶす。

2 豆腐を焼いてたれをからめる

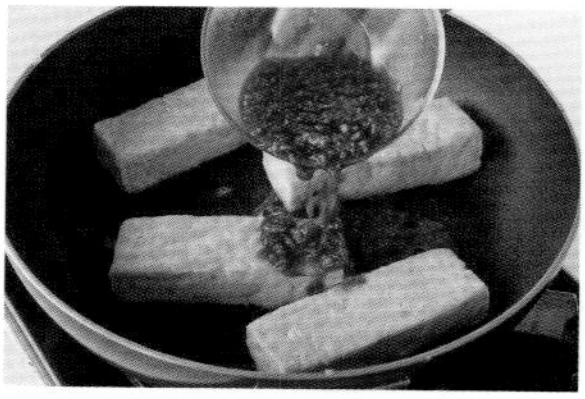

フライパンにサラダ油大さじ½を中火で熱し、豆腐を小麦粉をまぶした面を下にして並べ入れる。両面にこんがりと焼き色がつくまで焼き、しょうがだれを加えて全体にからめる。器に盛り、レタスを食べやすくちぎって添える。

（1人分192kcal、塩分1.4g）

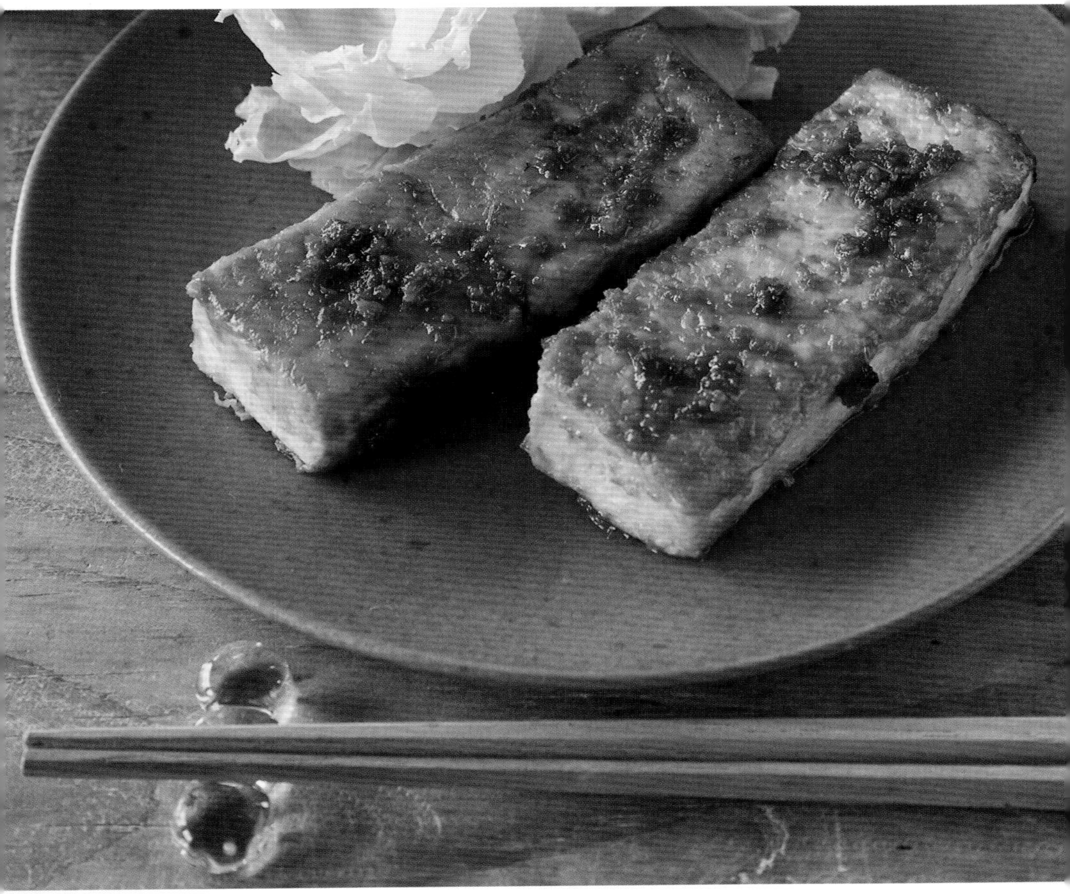

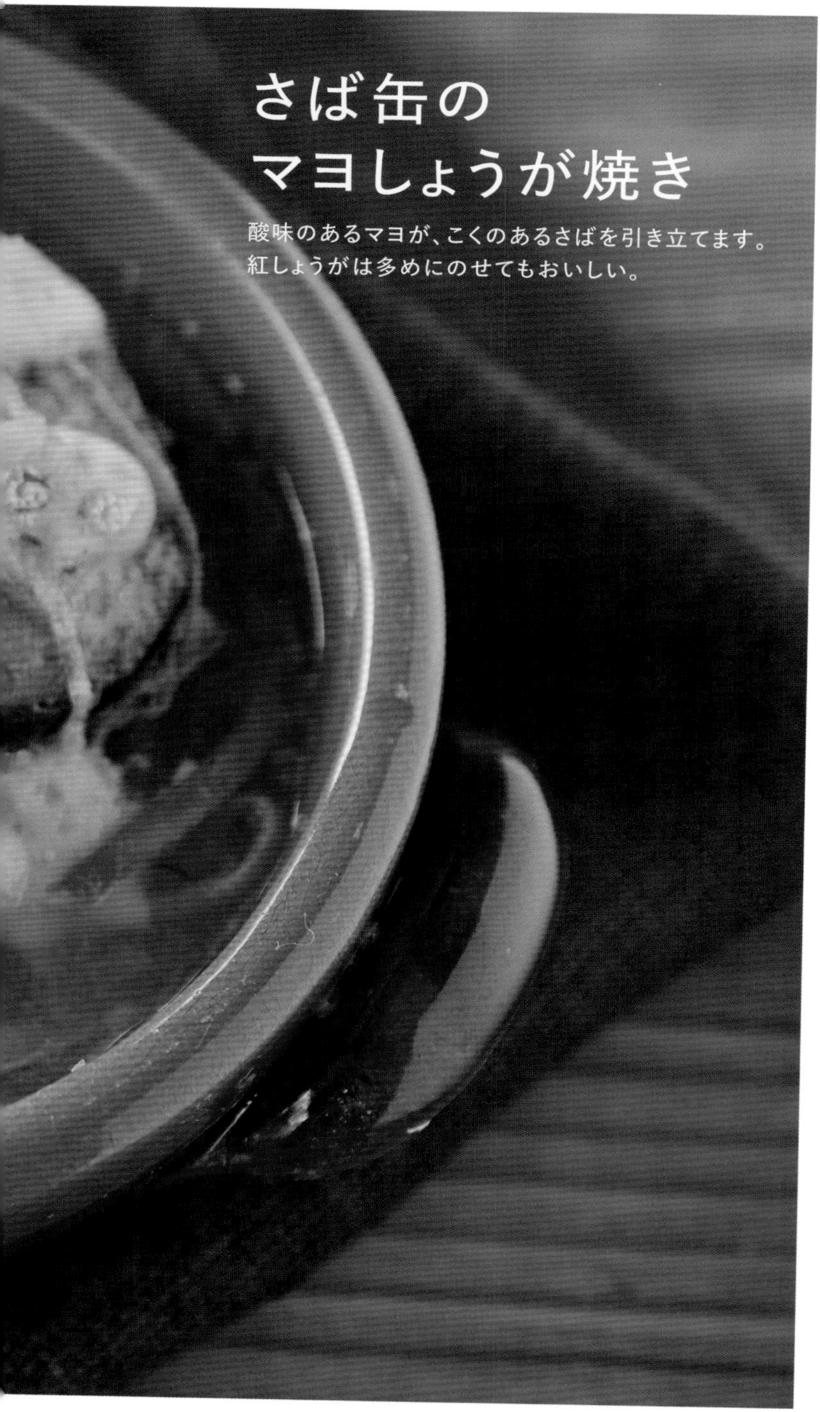

さば缶の
マヨしょうが焼き

酸味のあるマヨが、こくのあるさばを引き立てます。
紅しょうがは多めにのせてもおいしい。

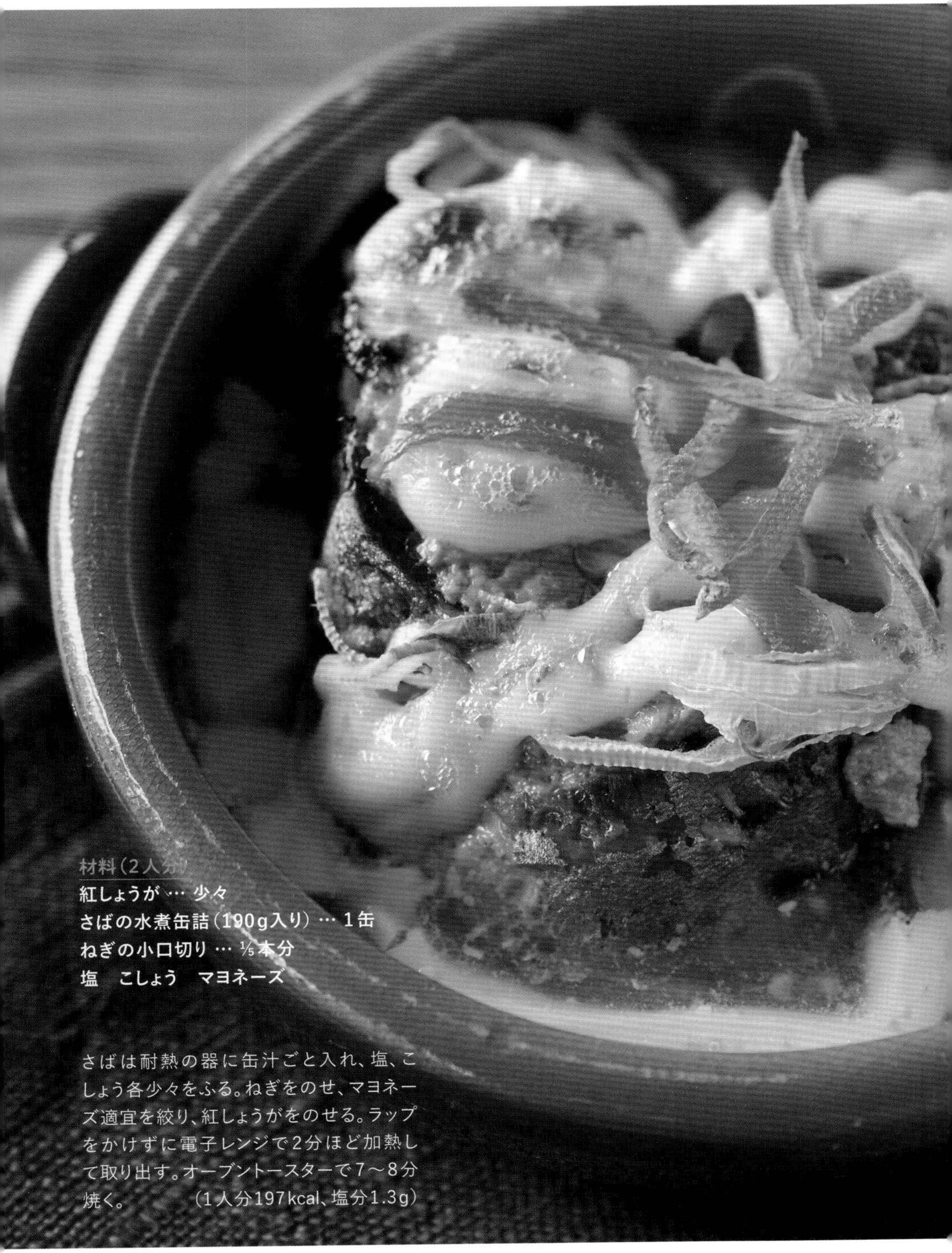

材料（2人分）

紅しょうが … 少々
さばの水煮缶詰（190g入り） … 1缶
ねぎの小口切り … ⅕本分
塩　こしょう　マヨネーズ

さばは耐熱の器に缶汁ごと入れ、塩、こしょう各少々をふる。ねぎをのせ、マヨネーズ適宜を絞り、紅しょうがをのせる。ラップをかけずに電子レンジで2分ほど加熱して取り出す。オーブントースターで7〜8分焼く。　　（1人分197kcal、塩分1.3g）

かぼちゃのはちみつ しょうがあえ

しょうがの辛みとはちみつのやさしい甘みが、
ほくほくのかぼちゃを引き立てます。

材料（2人分）

しょうが … 2かけ（約20g）
かぼちゃ … ⅙個（約200g）
はちみつ … 大さじ3
しょうゆ

1 下ごしらえをする

かぼちゃはスプーンでわたと種を取り、ところどころ皮をむいて、3cm角に切る。しょうがは皮をむき、せん切りにする。

2 かぼちゃを加熱して調味料をあえる

耐熱のボールにかぼちゃ、しょうがと、水¼カップを入れてふんわりとラップをかけ、電子レンジで5分ほど加熱する。かるく汁けをきり、熱いうちにはちみつと、しょうゆ小さじ1を加えてよくあえ、器に盛る。

（1人分171kcal、塩分0.4g）

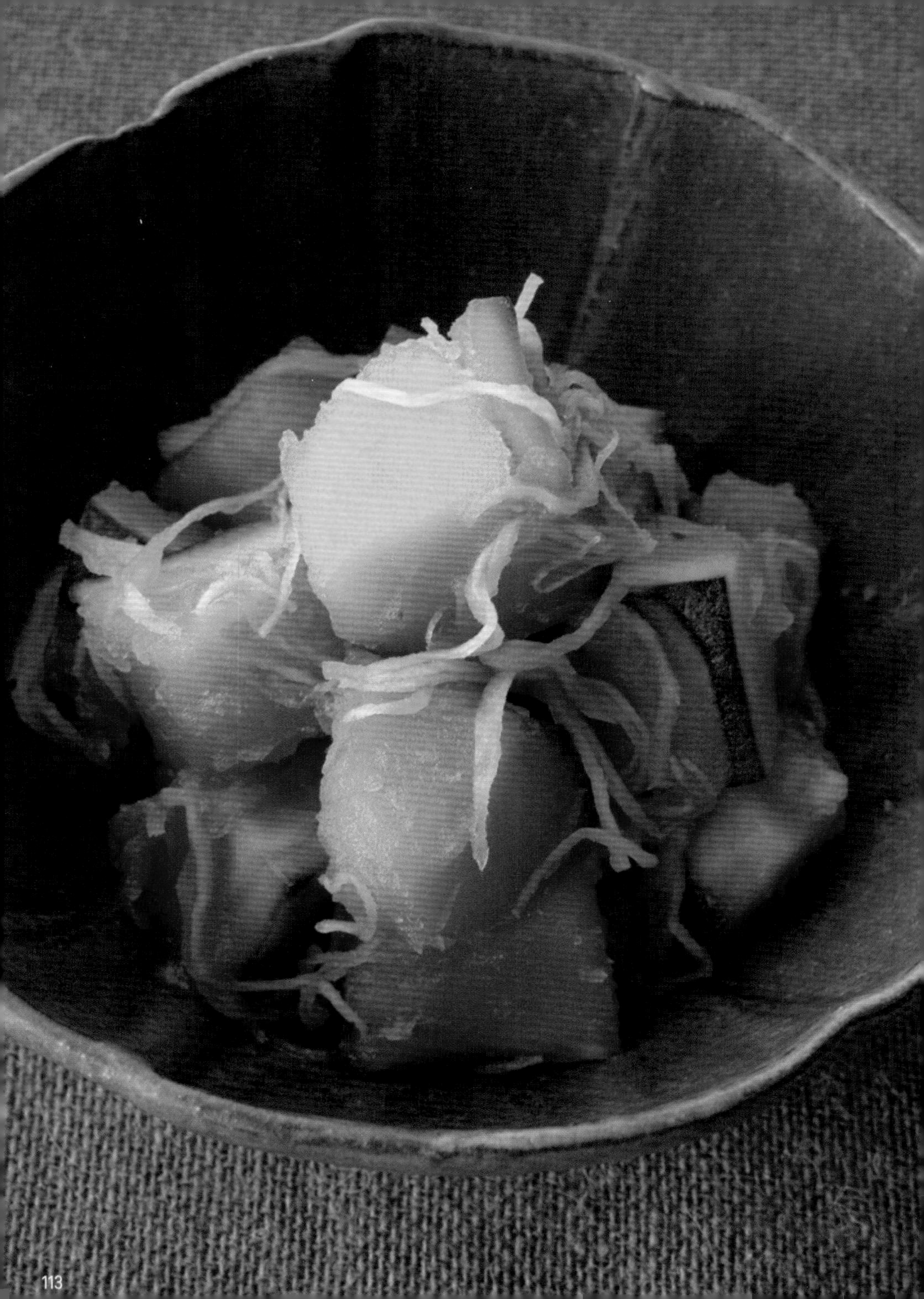

材料（1人分）
しょうが … ½かけ（約5g）
ブロッコリー（小）… ½株（約125g）
塩　ごま油

1 下ごしらえをして、ブロッコリーをゆでる

ブロッコリーは小房に分ける。しょうがは皮をむいてせん切りにする。鍋にたっぷりの湯を沸かし、ブロッコリーを入れて1分30秒ほどゆで、ざるに上げてさます。

2 調味する

ボールに塩少々とごま油小さじ1を混ぜる。ブロッコリーとしょうがのせん切りを加えてあえる。
（63kcal、塩分0.3g）

ブロッコリーのしょうがナムル

塩とごま油は先に混ぜるとなじみやすくなります。

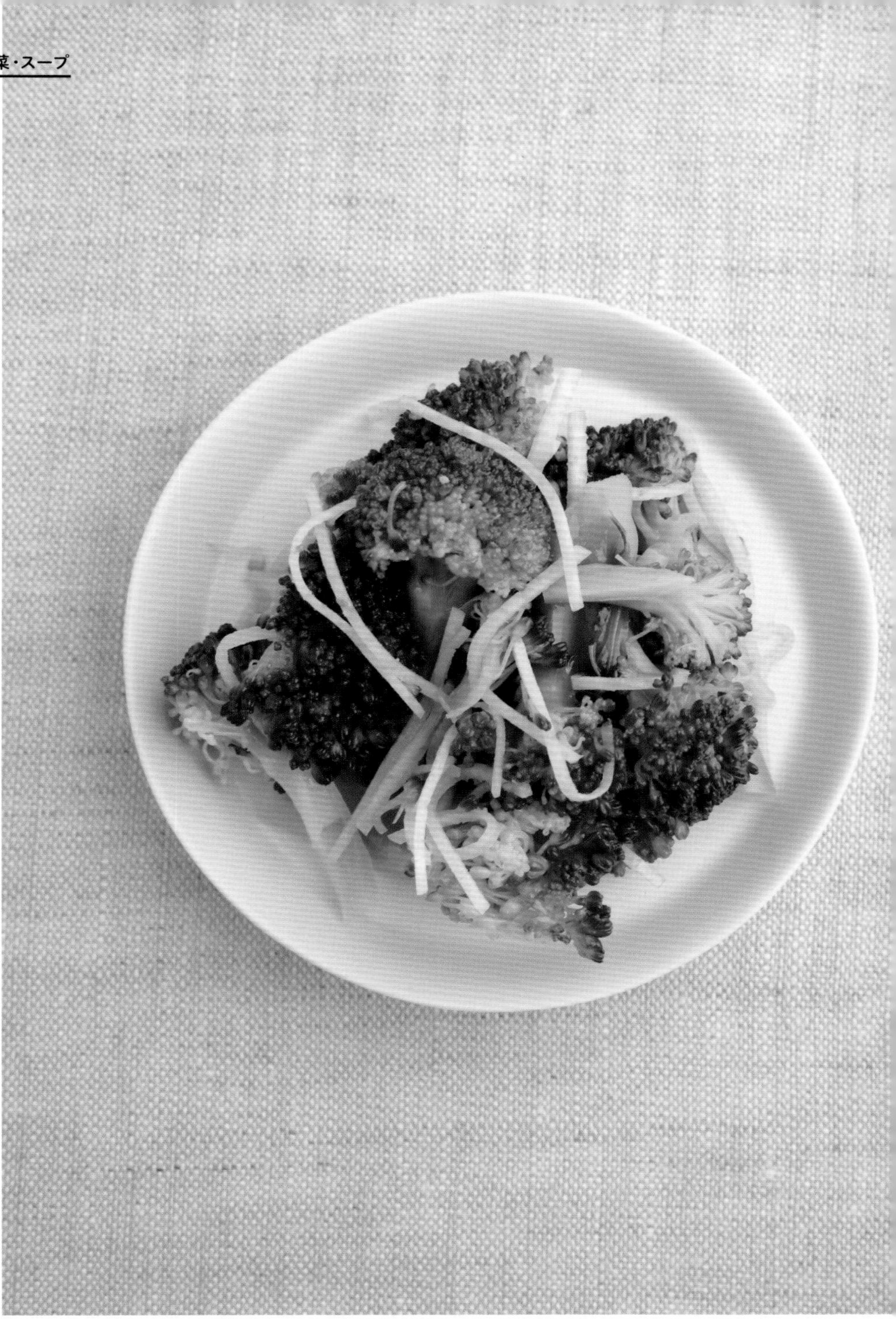

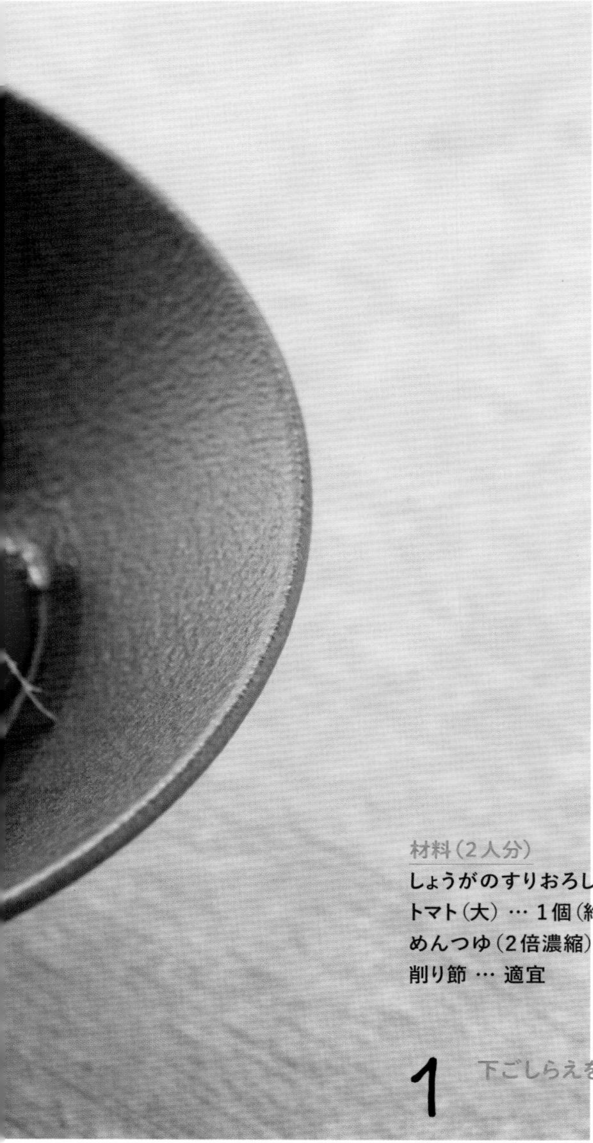

材料（2人分）

しょうがのすりおろし … 1かけ分（約10g）
トマト（大） … 1個（約180g）
めんつゆ（2倍濃縮） … 大さじ1½
削り節 … 適宜

1 下ごしらえをする

トマトは縦半分に切り、へたを取って幅1.5cmのくし形切りにする。

2 調味して器に盛る

ボールにめんつゆ、しょうが、水大さじ½を混ぜ、トマトを加えてさっとあえる。汁ごと器に盛って食べる直前まで冷蔵庫で冷やし、削り節をふる。

（1人分23kcal、塩分0.7g）

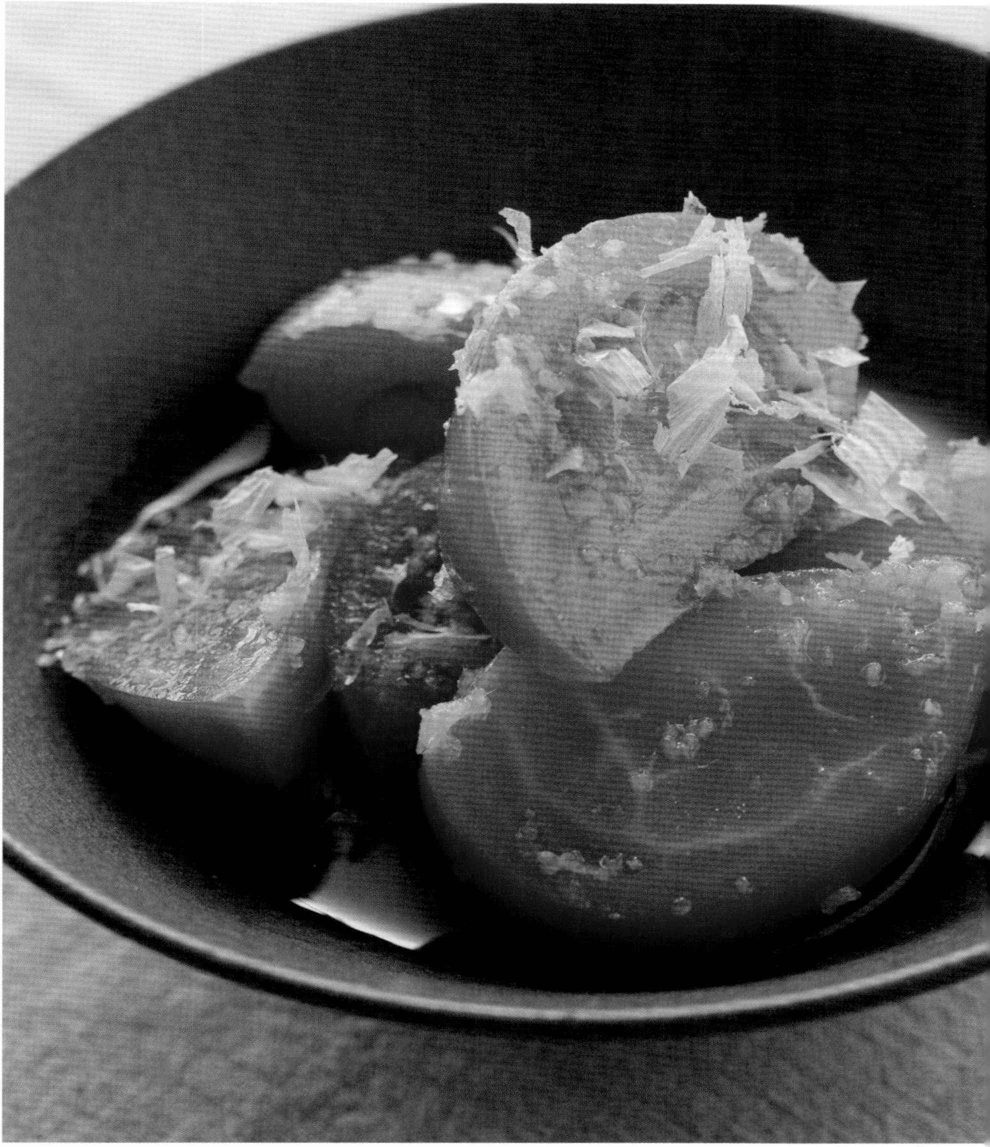

トマトのしょうがあえ

トマトとめんつゆの甘みを、
しょうがでひきしめるのがおいしさの秘訣です。

ねぎと鶏肉の
サムゲタン風スープ

しょうがにたっぷりのねぎと鶏肉を合わせ、体を温める効果を高めて。
疲れた体を元気にしてくれる、食べごたえもあるスープです。

材料（2人分）

しょうが … 3かけ（約30g）
ねぎ … 1本（100〜120g）
鶏手羽元 … 4本（約250g）
エリンギ（大）… 1本（約80g）
にんにくのすりおろし … 1かけ分
鶏ガラスープの素（顆粒）… 小さじ2
塩

1 材料の下ごしらえをする

しょうがは皮ごとすりおろす。ねぎは幅1cmの斜め切りにする。エリンギは長さを半分に切ってから、縦4等分に切る。手羽元は塩小さじ½を全体にもみ込み、ざるにのせて全体に熱湯を回しかける。

2 スープで具をじっくり煮る

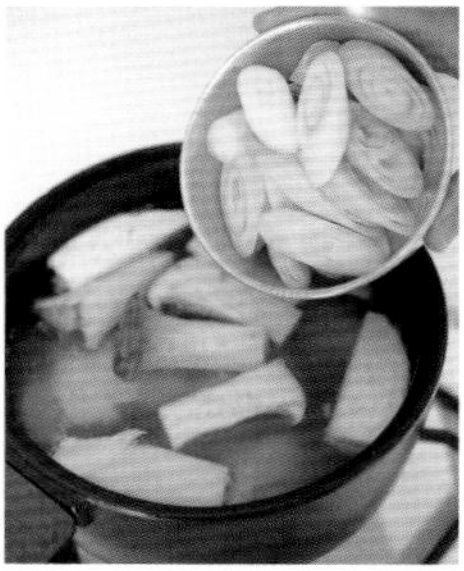

口径約18cmの鍋にしょうが、にんにく、鶏ガラスープの素と、水3½カップを混ぜ、手羽元、エリンギ、ねぎを加えて中火にかける。煮立ったらアクを取って弱火にし、ふたをして30分ほど煮る。ねぎ、エリンギがくたっとしたら火を止める。

（1人分198kcal、塩分1.8g）

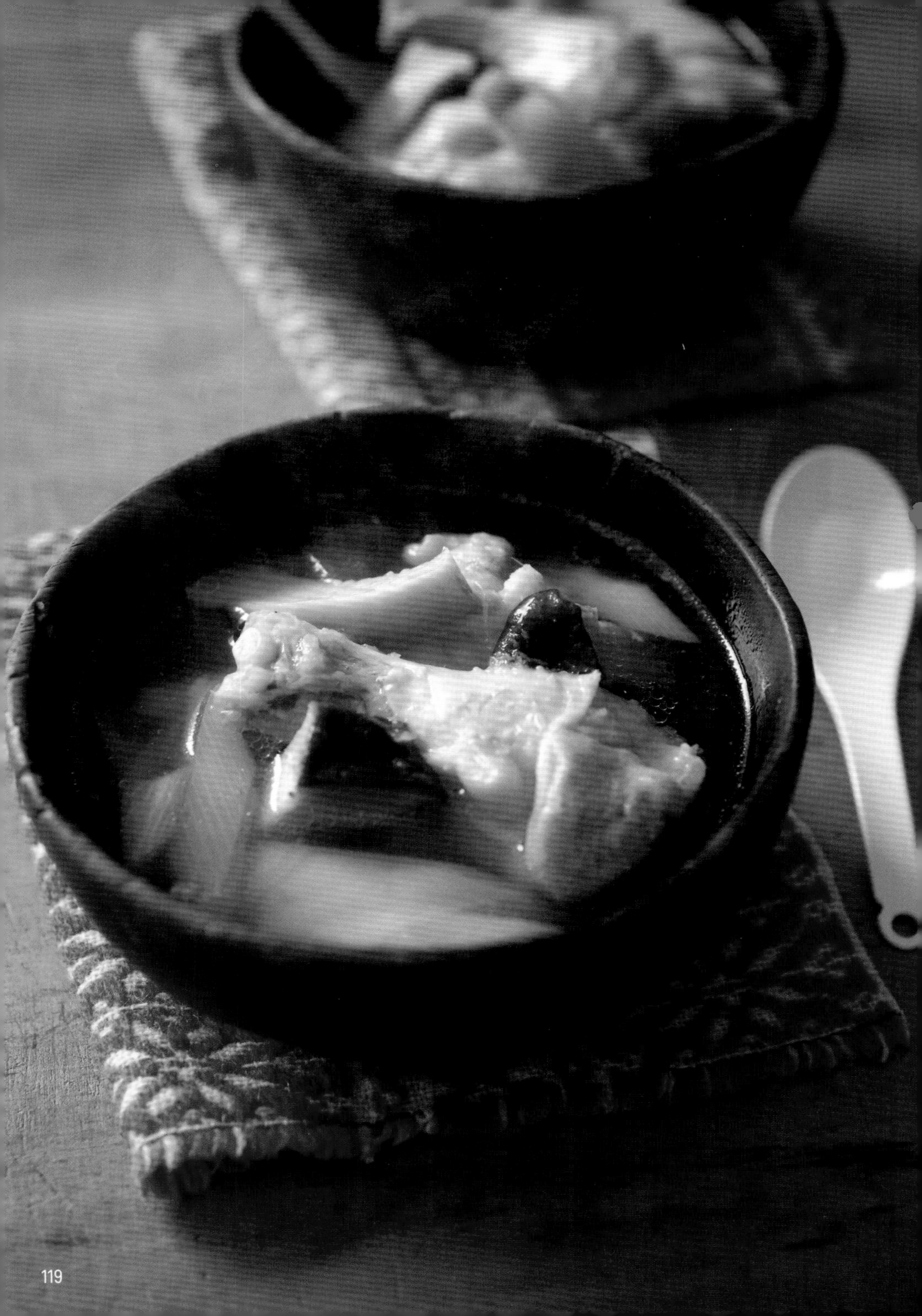

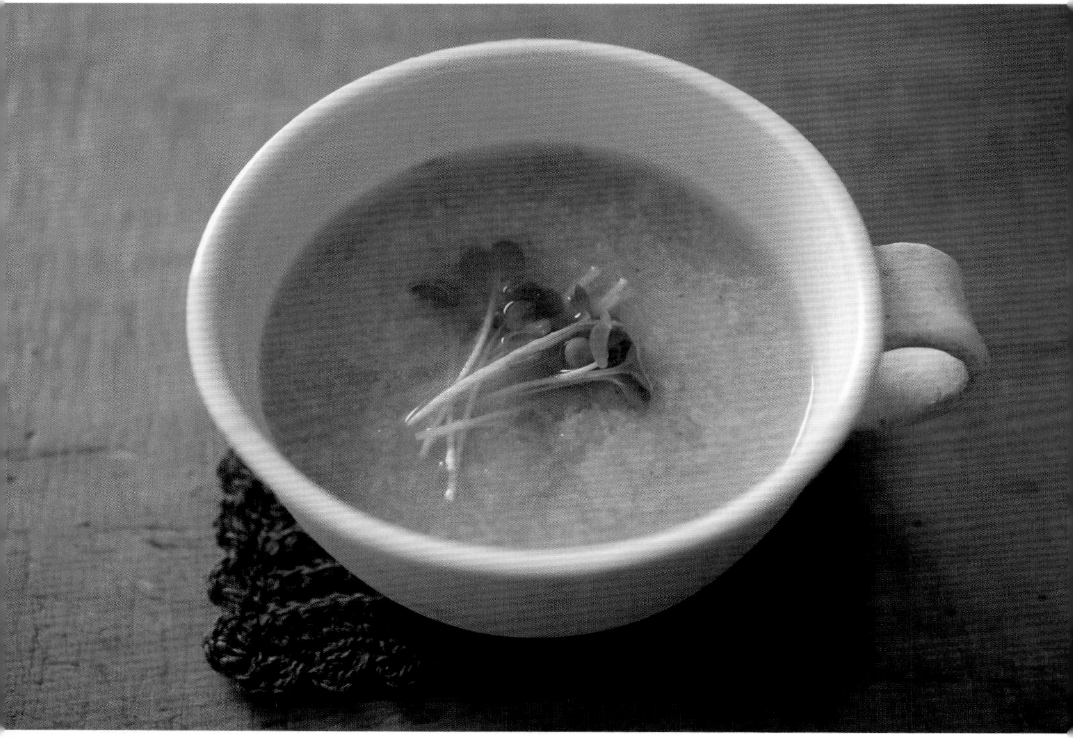

しょうがとれんこんの すり流しスープ

せきを鎮める働きがあるれんこんをすりおろし、とことんのどにやさしく。

材料（1人分）

スープ

- 削り節 … ⅓パック（約1g）
- 塩 … ひとつまみ
- 水 … ¾カップ

具

- しょうがのすりおろし（皮ごと） … 1かけ分（約10g）
- れんこんのすりおろし（皮ごと） … ¼節分（約50g）

トッピング

- 貝割れ菜のざく切り … 適宜

1 マグカップ※に スープを混ぜる

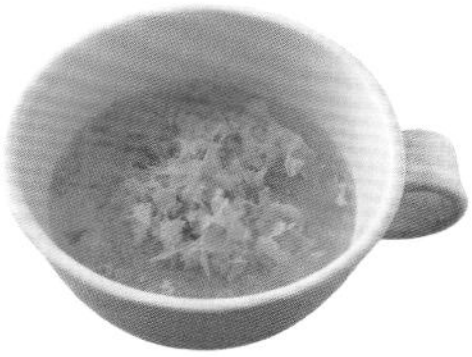

マグカップにスープの材料を入れて混ぜる。

2 具を加えて混ぜ、 レンジで加熱する

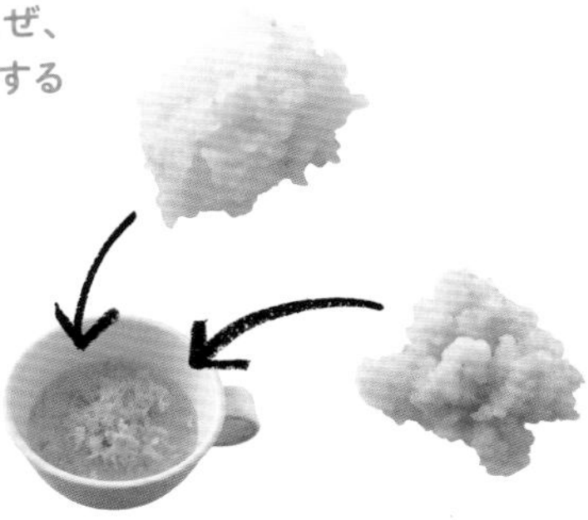

しょうがのすりおろし、れんこんのすりおろしを加えて混ぜ、ラップなしで電子レンジに入れ、2分加熱する。貝割れ菜をのせる。

（41kcal、塩分1.2g）

※ マグカップは電子レンジ対応の、350mℓ以上入るサイズのものを使って。材料を入れたときに、縁まで2cmくらいの余裕があればOK。
マグカップによって、加熱時間が多少異なる場合があります。様子をみながら加減してください。レンジ加熱した直後のマグカップはたいへん熱いので、必ず乾いたふきんなどを使って取り出すようにしてください。

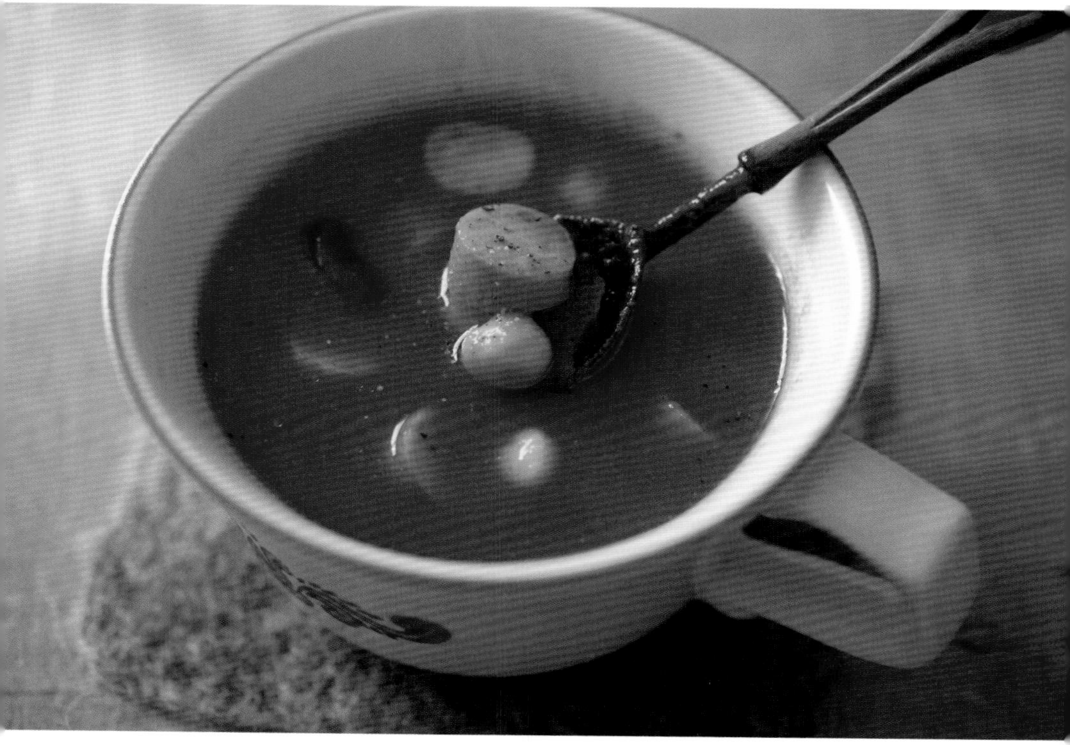

ソーセージと豆の しょうがトマトスープ

しょうがと黒こしょうのピリッとした辛みで、トマトジュースに深みを出します。

材料（1人分）

スープ

- トマトジュース（食塩不使用）
 … 160mℓ
- 洋風スープの素（チキン・顆粒）
 … 小さじ½
- 水 …大さじ1⅓

具

- しょうがのすりおろし（皮ごと）
 … 1かけ分（約10g）
- ミックスビーンズ（ドライパック）… 30g
- ウインナソーセージ（幅6〜7mmの小口切り）
 … 1本（約20g）

トッピング

- 粗びき黒こしょう … 適宜

1 マグカップ※に スープを混ぜる

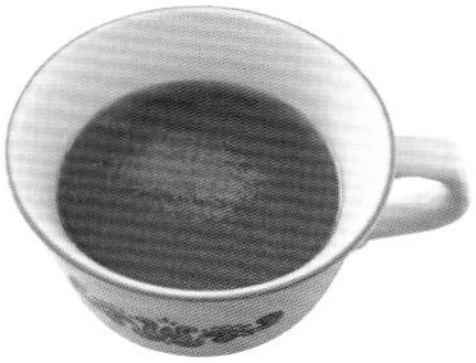

マグカップにスープの材料を入れて混ぜる。

2 具を加えて混ぜ、レンジで加熱する

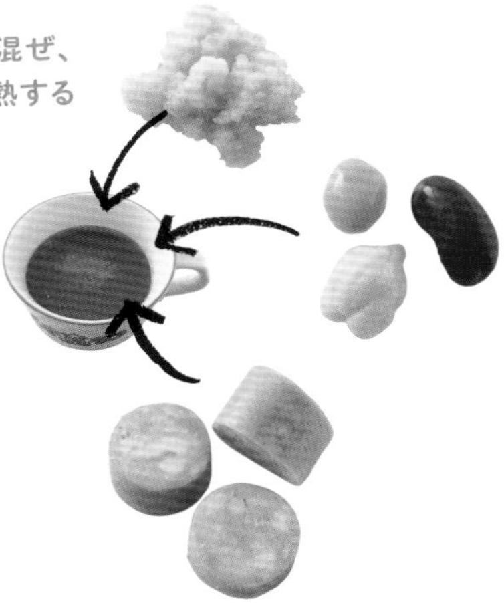

しょうがのすりおろし、ミックスビーンズ、ウインナソーセージを加えて混ぜる。電子レンジでラップなしで2分ほど加熱する。粗びき黒こしょうをふる。

（139kcal、塩分1.2g）

※ マグカップは電子レンジ対応の、350mℓ以上入るサイズのものを使って。材料を入れたときに、縁まで2cmくらいの余裕があればOK。
マグカップによって、加熱時間が多少異なる場合があります。様子をみながら加減してください。レンジ加熱した直後のマグカップはたいへん熱いので、必ず乾いたふきんなどを使って取り出すようにしてください。

おかず

ご飯もの

副菜

スープ

しょうがレシピ Index
（五十音順）

シロップ・ジャム

作りおき

STAFF（五十音順）
[料理・下ごしらえ監修]　石原洋子　市瀬悦子　植松良枝　大島菊枝　大庭英子
小田真規子　検見﨑聡美　小林まさみ　堤 人美　ナカムラ チズコ
濱田美里　菱田アキラ（菱田屋）　牧野直子　みない きぬこ　森島土紀子

[撮影]　市原慶子　岡本真直　木村 拓（東京料理写真）　佐々木美果　澤木央子
鈴木泰介　髙杉 純　寺澤太郎　南雲保夫　野口健志　原 幹和　福尾美雪

[スタイリング]　阿部まゆこ　久保田朋子　久保百合子　黒木優子　佐々木カナコ
中安章子　浜田恵子　深川あさり　朴 玲愛　本郷由紀子　吉岡彰子　渡会順子

[熱量・塩分計算]　亀石早智子　五戸美香（スタジオナッツ）　本城美智子　宮坂早智

[監修]　大島菊枝（P12～23、28）

参考文献
『脳の若返りショウガ健康法』（学研プラス）
『長生きショウガ新健康法大全』（文響社）

その不調、自分で整えられる！
なんだか元気が出ないあなたに
お疲れ女子に捧ぐ
しょうがレシピ帖

2023年12月14日　第1刷発行

デザイン／遠矢良一（ARMCHAIR TRAVEL）
イラスト／砂糖ゆき
構成・文／小林みどり（P10～27）
編集担当／小笠原 更

発行所／株式会社オレンジページ
〒108-8357 東京都港区三田1-4-28 三田国際ビル
電話／ご意見ダイヤル　03-3456-6672
販売（書店専用ダイヤル）03-3456-6676
（読者注文ダイヤル）0120-580799
発行人／鈴木善行

印刷／図書印刷株式会社
Printed in Japan

◯本書は2010年以降に『オレンジページ』『オレンジページCooking』に掲載したレシピのなかから、人気の高かったものを再編集したものです。